はじめて学ぶ

やさしい
疫学

日本疫学会標準テキスト

改訂
第3版

An Introductory Textbook of
Epidemiology

監修
日本疫学会

南江堂

【監　修】

一般社団法人　日本疫学会

【総編集】

| 磯　　博康 | いそ　ひろやす | 大阪大学大学院医学系研究科社会医学講座公衆衛生学　教授 |
| 祖父江友孝 | そぶえ　ともたか | 大阪大学大学院医学系研究科社会医学講座環境医学　教授 |

【執筆者】(執筆順)

佐々木　敏	ささき　さとし	東京大学大学院医学系研究科社会予防疫学分野　教授
岡本　和士	おかもと　かずし	愛知県立大学看護学部公衆衛生学・疫学　教授
小橋　　元	こばし　げん	獨協医科大学医学部公衆衛生学講座　教授
鷲尾　昌一	わしお　まさかず	元聖マリア学院大学大学院看護学研究科　教授
横山　徹爾	よこやま　てつじ	国立保健医療科学院生涯健康研究部　部長
尾島　俊之	おじま　としゆき	浜松医科大学医学部医学科健康社会医学講座　教授
磯　　博康	いそ　ひろやす	大阪大学大学院医学系研究科社会医学講座公衆衛生学　教授
藤原　武男	ふじわら　たけお	東京医科歯科大学大学院医歯学総合研究科国際健康推進医学分野　教授
藤吉　　朗	ふじよし　あきら	和歌山県立医科大学衛生学講座　教授
三宅　吉博	みやけ　よしひろ	愛媛大学大学院医学系研究科疫学・予防医学講座　教授
東　　尚弘	ひがし　たかひろ	国立がん研究センターがん対策情報センターがん登録センター　センター長／がん臨床情報部　部長
中田　由夫	なかた　よしお	筑波大学体育系　准教授
松尾恵太郎	まつお　けいたろう	愛知県がんセンター研究所がん予防研究分野　分野長
福島　若葉	ふくしま　わかば	大阪市立大学大学院医学研究科公衆衛生学　教授
土井由利子	どい　ゆりこ	前国立保健医療科学院疫学分野　統括研究官
尾﨑　米厚	おさき　よねあつ	鳥取大学医学部医学科環境予防医学分野　教授
金城　　文	きんじょう　あや	鳥取大学医学部医学科環境予防医学分野　講師
白井こころ	しらい　こころ	大阪大学大学院医学系研究科社会医学講座公衆衛生学　准教授

改訂第 3 版の序

　疫学は，人の集団において，健康事象の多寡を観察し，その発生要因，促進・抑制要因を分析し，健康問題の解決を図る方法論を提供し，実践に結びつける学問です．集団科学（ポピュレーション・サイエンス）とも呼ばれます．疫学の歴史は，19 世紀半ばイギリスのジョン・スノウ医師がコレラ菌発見より 30 年も前に，コレラの流行の地理的・時間的観察から，井戸水がその要因と推察し，井戸の閉鎖によりコレラの流行をくい止めた実践活動に遡ります．その後，疫学研究は感染症のみならず，非感染疾患，その他多くの病気，健康事象にも適用され，同時にその研究方法も多様化し発展してきました．さらに最近では，実世界（リアルワールド）における大量のデータを活用し，集団の社会経済心理要因，地理情報といった社会・環境要因から，個人のゲノム情報，生体情報，社会経済心理要因といった種々の要因に至るまで，人生のライフステージ（ライフコース）に沿って解析を行う手法が提唱され，実践されつつあります．世界が少子化・超高齢化に進む現在，人々の健康を包括的にかつ長期的な時間経過にわたって解析し，健康問題の解決にあたる疫学の重要性は，予防医学，臨床医学，歯科学，看護学，保健学，栄養学，薬学にとどまらず，工学，心理学，経済学，政策学等の社会科学分野にも広がりをみせています．そのため，疫学の知識，技能，経験を有する研究者，実務家の社会的需要は今後益々大きくなることが予想されます．

　本書は，2002 年初版，2010 年第 2 版を経て，今回第 3 版となりますが，一貫して，疫学をはじめて学ぼうとする学生，大学院生，研究者，実務家，一般人を対象とし，初心者でもわかりやすい表現で図や表を多用し，必要かつ十分な知識と技能を学べるように工夫をしてあります．疫学を学ぶ際には，生物統計学，倫理の基本的知識が必要なため，それらの項目もカバーしています．今回の改訂では，新しい基本概念・定義の追加，レポート課題，最新のトピックス欄（コーヒーブレイク）の追加，そして，付録を割愛し，「8 章 システマティックレビュー」「12 章 情報収集方法」「13 章 情報処理」「19 章 領域別の測定方法・分析方法」等の新設を行いました．また，疫学の知識，技能，経験をある程度有する人に対しても，疫学を体系的に整理し直せるよう編集しました．

　本書の内容には，医師，歯科医師，看護師，保健師，薬剤師，管理栄養士，理学療法士，作業療法士等，多くの保健医療福祉の専門職を対象とした大学のコアカリキュラムや国家試験出題基準に沿った必須項目が網羅されています．そして，日本疫学会の専門家認定試験のための標準テキストとして使用することを想定しています．

　多くの方々が疫学を学び，使い，知識・技能のブラッシュアップをするために，本書を役立てていただければと存じます．

2018 年 8 月吉日

第 8・9 代　日本疫学会理事長　　**磯　　博康**
第 10 代　日本疫学会理事長　　**祖父江友孝**

初版の序

　EBM，根拠に基づく保健・医療活動が常識の時代となり，疫学は，医師のみならず，保健師，看護師，薬剤師，管理栄養士，歯科医師等，多くの保健・医療の専門職業人（Professionals）にとって，必須の基礎科学となってきた．これらの職種の養成大学（学部）のコアカリキュラムに入れられているし，国家試験出題基準（ガイドライン）にも含まれている．新聞，雑誌，テレビでも，「疫学調査」「疫学的因果関係」といった言葉が頻繁に出てくるようになってきた．このように，科学の世界だけでなく，保健・医療の現場においても，そして，一般社会においても，疫学は，非常に重要な役割を担っている．

　しかし，「疫学は難しい」という声が聞かれる．本書は，図や表をできるだけ多く使い，具体的な事例を示し，やさしい表現を用い，「誰にでもわかる疫学」を志向した．しかも，疫学の研究者でない限り，保健・医療従事者にとって必要にして十分な知識と技能を学べるようにした．教科書としても非常に有用であると考える．

　人の生命現象は，生態系（地球）レベル，集団レベル，個体レベル，臓器・組織レベル，細胞レベル，細胞内構造レベル，分子・遺伝子レベルというように，マクロのレベルからミクロのレベルにわたって観察されている．遺伝子レベルの研究が，現代における生命科学の花形である．この10年間に投じられた研究費も膨大で，疫学研究費の100倍，ひょっとすると1,000倍以上にも達する．わが国の平均寿命は，男性も女性も世界一の座を占めている．乳児死亡，青年期結核死亡の減少と脳卒中死亡の減少が，このことに大きく寄与した．この脳卒中の減少に遺伝子レベルの研究が寄与したというエビデンスは，皆無である．一方，疫学が日本人に特異的な脳卒中の姿を明らかにし，それに基づいて脳卒中対策を展開したことが，脳卒中の減少に貢献したとするエビデンスは枚挙にいとまがない．疫学は，集団レベル，個体レベルの研究，すなわち，生身の人間を対象とする研究であるからである．保健・医療専門職業人は，人間の全体像をみつめるべきである．

　C型肝炎のウィルスの存在が知られていない時代に，病院で黄疸の多発が認められた．疫学は注射器（当時の注射器はガラス製で，煮沸消毒し，何回も使用していた）の消毒不足のため，注射器に微量に残っていた血液が，患者から患者へと伝播されたためであるとした．ミクロレベルの研究者は，「不潔注射器が原因である」とは非科学的であるとした．しかし，C型肝炎ウィルスが同定された現在においても，プラスチック製の使い捨て注射器の使用により肝炎の予防を図っている．疫学のいう"原因"は，予防対策に直結し，実用性に富むものともいえよう．

　本書により，疫学の原理と方法を習得し，保健・医療の実践活動の場で応用されんことを期待する．

　平成14年8月

独立行政法人 国立健康・栄養研究所理事長

田中平三

目　次

1章　疫学とは何か
佐々木　敏　1

A 定　義 — 1
B 疫学的な考え方と疫学が取り扱う分野 — 2
C 歴史上の疫学の業績に学ぶ — 4
- コレラ伝播様式の解明 — 4
- 脚気予防対策の解明 — 5
- 喫煙と肺がんの因果関係の解明 — 6

2章　疾病の発生原因解明の追究までの流れとその関連事項
岡本和士　9

A 疫学的アプローチに関する基本的事項 — 9
B 臨床疫学 — 10
C 治　験 — 11

3章　疫学で用いられる指標
小橋　元　13

A 頻度の測定 — 13
- 割合・率・比 — 13
- 罹患率と累積罹患率 — 14
- 有病率 — 16
- 罹患率と有病率の関係 — 17
- 致命率または致死率 — 18
- 死亡率と年齢調整（標準化） — 18
- 相対頻度 — 21

B 頻度の比較 — 23
- 相対危険と寄与危険 — 23
- オッズ比 — 25

4章　疫学研究を始める前に
岡本和士　29

A 調査対象の選択に関する基本的条件 — 29
- 調査対象とする集団（分母，分子）の定義 — 29

B 分母の選定方法 — 30
- 分母となる集団が備えるべき条件 — 30

目　次

■対象の選定方法 ……………………………………………… 31

C 標本の抽出方法と問題点 ―――――――――――――――――― 32

D 分子の把握方法 ―――――――――――――――――――――― 33
　■分子となる集団が備えるべき条件 …………………………… 33
　■分子の把握方法 ……………………………………………… 33

E 信頼性と妥当性 ―――――――――――――――――――――― 34

F 疫学研究方法の種類 ―――――――――――――――――――― 34

G 疾病の発生原因追究のための手順 ――――――――――――――― 36
　■疫学の主な目的とその手順 …………………………………… 36
　■疾病の発生状況の把握から原因追究までの具体的手順 ……… 37
　■疫学のサイクル ……………………………………………… 38

5章　記述疫学　　　　　　　　　　　　　　　　　　　岡本和士　39

A 定　義 ―――――――――――――――――――――――――― 39

B 主な記述要因とその目的 ―――――――――――――――――― 39

C 記述的研究の例 ―――――――――――――――――――――― 40

D 仮説の設定方法 ―――――――――――――――――――――― 43

6章　分析疫学　　　　　　　　　　　　　　　　　　　岡本和士　47

A 定　義 ―――――――――――――――――――――――――― 47

B 種類と特徴 ―――――――――――――――――――――――― 47

6-1 生態学的研究と横断研究 ――――――――――――――― 岡本和士　50

A 生態学的研究 ―――――――――――――――――――――――― 50
　■生態学的研究の例 …………………………………………… 51

B 横断研究 ―――――――――――――――――――――――――― 52
　■横断研究の例 ………………………………………………… 53

6-2 症例対照研究 ―――――――――――――――――――――― 鷲尾昌一　54

A 概　要 ―――――――――――――――――――――――――― 54

B 定　義 ―――――――――――――――――――――――――― 54

C 症例対照研究の分析 ―――――――――――――――――――― 55

D 症例の選定 ―――――――――――――――――――――――― 55

E 対照の選定 ―――――――――――――――――――――――― 56
　■病院対照：症例と同じ病院の入院患者や外来受診者 ………… 56
　■健康者対照：一般住民 ……………………………………… 56
　■マッチング …………………………………………………… 58

F 情報の収集 ―――――――――――――――――――――――― 59
　■情報収集方法の原則 ………………………………………… 59
　■直接的な方法 ………………………………………………… 59
　■間接的な方法 ………………………………………………… 59

目　次

G	症例対照研究で生じやすいバイアス	59
	■ 仮説の検証のための症例対照研究の例	59
H	症例対照研究の長所と短所	60

6-3 コホート研究 　　　　　　　　　　　　　　　　　　　岡本和士　62

A	概　要	62
B	研究の進め方	63
C	研究遂行上考慮すべき条件	63
D	解釈における注意点	64
E	コホート研究の例	65

7章　介入研究　　　　　　　　　　　　　　　　　　　　　　　67

A	定義と特徴　　　　　　　　　　　　　　　　　　　　横山徹爾	67
B	研究参加者に関する留意事項	68
	■ インフォームド・コンセント	68
	■ 研究参加者の条件	68
C	無作為割り付けとブラインド法（盲検法）	69
	■ 無作為割り付け	69
	■ クラスターランダム化比較試験	69
	■ ブラインド法（盲検法）	71
	■ 介入研究の質向上	71
D	非ランダム化比較試験　　　　　　　　　　　　　　　尾島俊之	71
E	効果判定　　　　　　　　　　　　　　　　　　　　　横山徹爾	73
	■ 疾病の罹患率（死亡率）	73
	■ プログラムの実行状況・危険因子の変化	73
F	介入研究の例	74
	■ 臨床試験	74
	■ 地域介入試験	75
	■ 地域をクラスターとした臨床試験　　　　　　　　磯　博康	76

8章　システマティックレビュー　　　　　　　　　藤原武男　79

A	定　義	79
B	メタアナリシス	79
C	手　法	80

9章　バイアスと交絡　　　　　　　　　佐々木　敏・藤吉　朗　83

A	選択バイアス	83
	■ 自己選択によるバイアス	83
	■ 選択バイアスへの対策	84

vii

目 次

B 情報バイアス ———————————————————————— 84
　■情報バイアスへの対策 ……………………………………… 85
　■疾病調査やスクリーニングに関連したバイアス ………… 85
C 交絡因子 ————————————————————————————— 86
　■中間（媒介）因子 ………………………………………… 89
　■交絡の判定 ………………………………………………… 89
D 交絡因子の制御方法 ———————————————————— 90

10章 因果関係
三宅吉博　93

A 関連の種類 ————————————————————————————— 93
B 因果関係の判定 ———————————————————————— 93

11章 スクリーニング
三宅吉博　95

A 定義・目的 ————————————————————————————— 95
　■定　義 ……………………………………………………… 95
　■目　的 ……………………………………………………… 95
　■意　義 ……………………………………………………… 95
　■対象疾病 …………………………………………………… 95
　■スクリーニングの例 ……………………………………… 95
B スクリーニング実施上の原則 ——————————————— 96
C スクリーニングの妥当性の検討 —————————————— 96
　■有効性の指標 ……………………………………………… 96
　■スクリーニングの妥当性 ………………………………… 98

12章 情報収集方法
尾島俊之　101

A 種　類 ———————————————————————————————— 101
B 調査票などによる調査法 —————————————————— 101
　■自記式調査 ………………………………………………… 102
　■他記式調査 ………………………………………………… 103
C 調査票の作成 ———————————————————————— 103
　■調査票の構成 ……………………………………………… 103
　■調査の質問文 ……………………………………………… 104
　■回答形式 …………………………………………………… 104

13章 情報処理
鷲尾昌一　107

A 情報処理の基礎 ———————————————————————— 107
B 情報セキュリティ ———————————————————————— 108

C 文献検索 ———————————————————————————————— 109

14章 疫学で用いられる統計学的方法とその解釈 111

A 疫学データの整理 ——————————————————————— 横山徹爾 111
- 疫学データの性質 ————————————————————————————— 111
- 母集団と標本 ————————————————————————————————— 111
- データの分布 ————————————————————————————————— 111
- データの要約 ————————————————————————————————— 112
- 割合と率 ——————————————————————————————————— 114

B 推定と検定 ————————————————————————————— 115
- 点推定と区間推定 ——————————————————————————————— 115
- 検 定 ———————————————————————————————————— 116

C 2種類のデータの関連 ——————————————————————— 119
- 相関係数 ——————————————————————————————————— 119
- 回帰分析 ——————————————————————————————————— 120
- 分散分析（一元配置分散分析）————————————————————————— 121
- 2×3分割表以上のχ^2検定 ————————————————————————— 121

D 欠損値の処理方法 ————————————————————— 尾島俊之 121
E 図の種類と使い分け ————————————————————— 横山徹爾 122
F 高度な分析方法 —————————————————————————— 124
- 重回帰分析 —————————————————————————————————— 124
- 二元配置分散分析 ——————————————————————————————— 126
- 共分散分析 —————————————————————————————————— 126
- 多重ロジスティック回帰分析 —————————————————————————— 126
- 生存分析 ——————————————————————————————————— 127
- ポアソン回帰 ————————————————————————————————— 127
- 因子分析 ——————————————————————————————————— 128
- 統計ソフトの利用 ————————————————————————— 尾島俊之 128
- 地理情報システム ——————————————————————————————— 128

15章 生命表・平均寿命 尾島俊之 129

A 平均寿命の計算の考え方 —————————————————————— 129
B 生命表関数 ————————————————————————————— 130
C 健康寿命 —————————————————————————————— 131

16章 保健統計調査 三宅吉博 133

A 人口静態統計 ———————————————————————————— 133
B 人口動態統計 ———————————————————————————— 134
C 国民健康・栄養調査 ————————————————————————— 134

目 次

D	患者調査	135
E	国民生活基礎調査	135
F	疾病及び関連保健問題の国際統計分類（国際疾病分類）	135
G	政府統計の総合窓口	136

17章 診療関連データベース
東 尚弘 137

A	二次利用可能な診療関連データ	137
	■疾病登録	137
	■レセプトデータ，DPC導入の影響に係る調査データ	138
B	診療関連データベースの注意点	139

18章 疫学研究と倫理
鷲尾昌一 141

A	研究者が守るべき基本原則	141
B	個人情報保護	143
	■個人情報保護のための体制づくり	145
	■情報収集	146
	■情報管理	146
	■情報破棄	146
	■個人識別情報（個人同定情報）	146
	■遺伝情報・ゲノム情報	147
C	インフォームド・コンセント	147
	■質問票	148
	■健診・検診の情報	149
	■既存の情報	149
	■診療記録	149
	■既存試料	149
	■公的に収集された資料の二次利用	149
	■代 諾	149
D	介入研究	150
	■介入の原則	150
	■インフォームド・コンセント	150
E	利益相反	151
F	臨床研究法	151
G	研究結果の発表	151
H	研究計画書	152
I	倫理審査委員会	152
J	研究の実例	153

19章 領域別の測定方法・分析方法 155

19-1 栄養疫学 ——————————————— 佐々木　敏 155
  A 定　義 ——————————————————————— 155
  B 食事アセスメント（食事調査）——————————————— 155
  C 栄養疫学におけるバイアス —————————————————— 155

19-2 運動疫学 ——————————————— 中田由夫 157
  A 身体活動，運動，生活活動 —————————————————— 157
  B 推奨される身体活動量 ———————————————————— 157
  C 身体活動測定法 —————————————————————— 157

19-3 分子疫学 ——————————————— 松尾恵太郎 159
  A 概　要 ——————————————————————— 159
  B 分子疫学研究で用いられる研究デザイン，分子マーカー ———————— 159
  C 倫理的配慮 ———————————————————————— 160
  D 研究の大規模化 —————————————————————— 160
  E 分子疫学研究の例 ————————————————————— 160

19-4 感染症疫学 —————————————— 福島若葉 162
  A 感染症の予防 ——————————————————————— 162
  B 疫学指標 ———————————————————————— 162

19-5 社会疫学 ——————————————— 藤原武男 164
  A 定　義 ——————————————————————— 164
  B 社会経済的地位の測定 ———————————————————— 164
  C ライフコースアプローチ —————————————————— 164

19-6 睡眠休養 ——————————————— 土井由利子 166
  A 客観的方法（脳波，アクチグラフなど）————————————— 166
  B 標準化された心理測定学的方法（自記式質問票など）———————— 166

19-7 メンタルヘルス ————————————— 岡本和士 168
  A 測定方法 ———————————————————————— 168
  B 質問紙を用いたメンタルヘルス測定検査法共通の長所・短所 ————— 169

19-8 嗜癖・依存 —————————————— 尾﨑米厚・金城　文 170

19-9 生活・人生 —————————————— 白井こころ 172
  A 生活機能を評価する指標 —————————————————— 172
  B 生活の質を評価する指標 —————————————————— 172

索　引 ———————————————————————— 175

目 次

COLUMN

「相対危険と寄与危険」に関連して知っておきたい指標 …………………………… 小橋 元 24

特殊なコホート研究デザイン ………………………………………………………… 岡本和士 64

"コホート"の語源 …………………………………………………………………… 岡本和士 66

① intention-to-treat analysis と per protocol analysis/② relative risk
reduction（RRR），absolute risk reduction（ARR），number needed to
treat（NNT） ……………………………………………………………………… 横山徹爾 70

交互作用（効果修飾，効果指標修飾） …………………………… 佐々木 敏・藤吉 朗 87

検査前確率と尤度比 ………………………………………………………………… 三宅吉博 99

欠損値の発生の仕方と対応 ………………………………………………………… 尾島俊之 121

二次データを使う際の研究者の心得 ……………………………………………… 東 尚弘 140

COFFEE BREAK

①性・年齢・居住区をマッチさせた地域住民を対照とする症例対照研究/②性・
年齢（学年）をマッチさせた小児の友人を対照とする症例対照研究 ………………… 鷲尾昌一 57

1章 疫学とは何か

A 定　義

　　われわれは，日常生活の中で日々『疫学』に接している．「日本人の三大死因はがん，脳卒中，心臓病である」というのも「お酒は1日1合まで」というのも，疫学調査や疫学研究によって明らかにされた事実である．しかし，それらを正しく理解して利用するためには，「疫学とは何か」という基本が正しく理解されていなくてはならない．そこで，まず疫学の定義を明らかにしておきたい．いくつか提唱されているが，

　　明確に規定された人間集団の中で出現する健康関連のいろいろな事象の頻度と分布およびそれらに影響を与える要因を明らかにして，健康関連の諸問題に対する有効な対策樹立に役立てるための科学

という定義がわかりやすいであろう．つまり，

①まず第一に，「人間（ヒト）」を対象とする科学である．しかも，一人の人間ではなく，「集団」を対象とする．したがって，ある一人の人（たとえばある患者）をいくら丁寧に調べたとしても疫学にはならない．それは，疫学の目的の一つに，

②健康に関連するいろいろな事象の「頻度と分布を観察すること」があげられるためである．一人では頻度も分布も知りえない．では，たくさんの人について，ある値を測定しさえすれば疫学調査や疫学研究なのか，というとそうではない．

　　たとえば，大学生の体重の平均値を知りたいと考えたとしよう．大学生を適当に300人集めて体重を測ったからといって，それが大学生の体重の平均値であるとはいえない．男女によっても異なるであろうし，特殊な運動をしているかどうかによっても異なるであろう．つまり，「大学生」といってもいろいろなのである．

③ここで問題になるのが，どのような集団についての値か，ということである．

　　「2018年度にA大学に入学した1年生の女子学生，計494人」というように，集団を明確に規定しなくては頻度や分布を出す意味は乏しい．たとえば「最近の若い女性の理想体型はBMI［肥満度を表す指標で体重（kg）を身長（m）の二乗で割ると得られる］にすると18前後である」という文章をみたときに，集計結果である「BMIが18（身長160cmの場合46kg）」という数値について議論をする前に，「最近っていつ？」とか，「若い女性って何歳から何歳？」ということを気にしてほしい．「若い」といっても20歳の女子学生の考える「若い」と50歳の女性が考える「若い」とは年齢が異なるかもしれないからである．

　　しかし，ここまでで終わると疫学の真価はわからない．

④たとえば，「日本で糖尿病が増えている」という調査結果が出たとしよう．次にすべ

きことは，「なぜ糖尿病が増えているのか」「どのような人が糖尿病に罹りやすいのか」を明らかにすることである．

動物にいろいろな餌を食べさせて糖尿病になるかどうかを観察するのではなく，人間集団を調べて糖尿病の原因を推定する．つまり，要因を明らかにする，ということである．病気に罹った人をみたとき，「どうすれば治るのか」を考えることも大切であるが，「なぜこの人が（他の人ではなく），この病気に罹ったのか」を考え，調べることも大切である．その場合，この患者だけを調べるのではなく，同じ疾病に罹った他の患者も調べる必要がある．

⑤さて，糖尿病の原因を明らかにできたとしても，それを用いて糖尿病に罹る人を少なくする方法を考え，実践しなくては意味がない．明らかにされた原因をどうすれば社会から除去，または軽減できるのか（対策を考える），それを行った場合にどれくらいの効果や社会的意味があるのかを調べる（評価する）ことも疫学の仕事である．

このように，疫学とは医学や健康科学の中で人間（ヒト）を集団で考える場合に必須の学問であることが理解できると思う．疫学は英語では epidemiology と呼ばれるが，これはギリシャ語の epi（英語では upon），demos（英語では people），logos（英語では doctorine）が複合してできたものといわれ，「人々の中で起きている諸事象に関する学問」というような意味になる．

なお，日本語の定義とほぼ同じ意味であるが，国際疫学会（International Epidemiological Association：IEA）が編集した『A Dictionary of Epidemiology』では，疫学（epidemiology）は，

"The study of the occurrence and distribution of health-related events, states, and processes in specified populations, including the study of the determinants influencing such processes, and the application of this knowledge to control relevant health problems"

と定義されている．

B　疫学的な考え方と疫学が取り扱う分野

「結核の原因は何ですか？」とたずねられたらどのように答えるであろうか．「結核菌という細菌です」と答えるかもしれない．では，「結核による死亡が減少した主な理由は何ですか？」とたずねられたらどのように答えるであろうか．「化学療法の発見です」と答えるかもしれない．ところが，図1をみると，イギリスでは化学療法が発見されるはるか以前に結核による死亡者（正しくは死亡率）は減少している．それどころか，結核菌が発見されるはるか以前から結核による死亡率は減少している．結核菌がこの世にいなければ結核という疾病が存在しないことは事実であるが，結核菌があれば必ず結核に罹るというわけではない．

結核に罹るには，①病因（結核菌の存在），②宿主（ヒトの免疫性），③環境（曝露機会の状況）という条件が揃わなければならない．このように疫学では，発生原因を前述の3

種類に分けて（①だけではない！），それぞれの要因の重みを総合的に評価して原因や危険度を考える．つまり，疫学的な考え方では「結核菌は結核の原因の一つにすぎない」ということになる．そして図1からわかるように，現実社会では，①よりも②や③が疾病の増加や減少に大きな意味をもっていることが多い．効果的な治療方法が開発される前に結核による死亡率が低下しているのは，栄養改善，環境・衛生改善などさまざまな社会的要因の変化によるものと推測される．

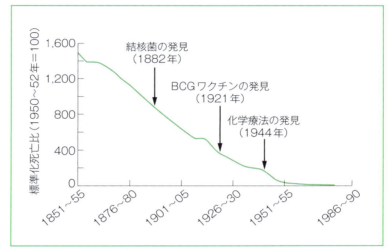

図1 イギリスにおける結核死亡率の推移と結核に関連する医学的発見との関係

(Health of Nation, 1992 より作成)

　疫学は環境要因を重視していることや集団を扱うことから，患者を対象とした臨床医学よりも，集団を対象として疾病の予防やコントロールを行う公衆衛生学の分野で主に用いられてきた．そして，その扱う範囲は日本語の「疫」という語のイメージが与えるような感染症だけでなく，がんや脳卒中などいわゆる生活習慣が原因となって発生すると考えられる疾病（生活習慣病）を中心として，あらゆる医療・保健分野にわたっている．

　また，「現象を客観的に評価するための学問」という疫学の特徴を活かして，最近では臨床医学の分野でも広く用いられている．たとえば，「ある薬を開発して，ある患者に投与したら病気が治った」としよう．この結果をもって，この薬の有効性は証明されたといってよいであろうか．

　目の前の一人の患者に効いたからといって，すべての患者に同じように効くという保証はない．つまり，新しく開発された薬が今までの薬に比べてより効くのか否かを明らかにするためには，患者の特徴や環境の要因に十分に配慮して効果を検討しなくてはならない．薬だけでなくあらゆる治療方法は最終的には患者という人間で試してみないことにはその効果は評価できないが，人間では実験動物のように個体の特徴や環境要因を統一することは容易でない．このように，治療効果の評価にも疫学的な考え方が必要となる．これは投薬や手術といった治療だけでなく，看護や栄養指導など，患者に施す行為の有効性を評価する場合に，常に必要となる考え方である．

1章　疫学とは何か

これらを臨床疫学（clinical epidemiology）と称する場合もあるが，もっと広く，保健・医療の場でなされるあらゆる行為を評価するための方法として疫学の有用性を主張し，「医療の科学」として疫学を定義するグループもある．これは，いわゆる「事実・根拠に基づく医療（evidence-based medicine：EBM）」という考え方につながっており，その場合，疫学は根拠を示すための欠かせぬ評価手段である．

C　歴史上の疫学の業績に学ぶ

ギリシャの医聖ヒポクラテス（Hippocrates：430 BC〜377 BC）は「医師が新しい地域に赴任して医療に携わるときには，まず季節，風，水，土，生活習慣，食習慣，気温に注意を払うべきである」と述べている．これは，各地の疫病流行の特徴がこのような環境要因と密接な関係を有することに気づいていたことを示しており，疫学的に疾病を捉えていたものと思われる．

以下に，現代の疫学手法に通じる方法を用いて疾病の原因を解明した例を紹介する．

コレラ伝播様式の解明

1854年夏にロンドンでコレラが流行した．そのとき，医師ジョン・スノウ（John Snow：1813〜1858）はコレラによる患者と死亡者が出た家の場所と死亡日を詳細に調べ，患者がある1つの共同井戸のまわりに集中して発生していることに注目した．スノウは流行の原因がその共同井戸であると推定し，井戸を使用禁止にするよう管理者に上申，そうすることによってさらなる大流行を未然に防ぐことに成功したといわれている（表1，図2）．これはドイツ人細菌学者ロベルト・コッホ（Robert Koch：1843〜1910）によるコレラ菌の発見に30年も先立ち，コレラが細菌による伝染性疾患であることが知られていなかった頃のことである．なお，ここでいう井戸とはわが国のような地下水を汲み上げる井戸ではなく，テムズ河から取り入れた水を流す地下水路から水を汲み上げるための井戸である．井戸枠はレンガづくりで，近くの住宅の便所に通じている配水管からの汚水がその井戸に漏れたものと考えられた．

コレラ菌をはじめとする消化器系感染症の細菌が同定されている現在においても，細菌そのものを殺すことによってではなく，清潔な水を供給する，すなわち水道システムの完備によって，消化器系感染症の予防を図っている．そういった意味では，スノウの時代と変わっていない．

表1　コレラ伝播様式解明のためにジョン・スノウが用いた3種類のアプローチ

1.　発生地図の作成	患者発生場所を地図に記入した．患者の家は1つの道沿い（ブロードストリート）に集中し，その地域の住民は1つの共同井戸を利用していることが明らかになった．
2.　コレラ死亡者と共同井戸との関連の検討	その共同井戸を使っている工場では，従業員200人中18人がコレラで死亡した．一方，コレラ死亡者の家に囲まれたブロードストリート近くの醸造所では535人中，死亡者は5人であった．ここでは共同井戸は使わず，他から水を得ていた．
3.　症例の検討	症例1.　他の市に住む一紳士がコレラで死亡した．この紳士はこの地区を訪問し，そのときにこの共同井戸の水を飲んでいた． 症例2.　他の地区に住む2人が死亡した．2人ともこの共同井戸の水を飲んでいた．

4

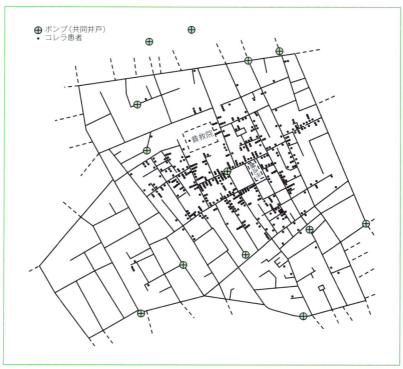

図2 ロンドン Golden Square St. James and Berwick St. の市街図
1854年8月,9月の流行の際のコレラ患者の分布を示す図.
（Snow の図より作成）

脚気予防対策の解明

　コッホによってコレラ菌が発見されると，それに続いて重要な細菌が数多く発見され，19世紀の終わりは細菌学全盛の時代となった．そして当時，日本で大きな問題になっていた脚気も細菌が原因の感染症ではないか，と考える学者が多くいた．特に，海軍における脚気の被害は甚大で，軍艦の遠洋航海中に多数の患者が発生し，作戦行動すら起こすことができない状況にあった．当時，海軍軍医であった高木兼寛（たかきかねひろ：1849～1920）は，かつて高木が暮らしたイギリスでは脚気の存在を聞いたことがなかったのに日本では大きな問題になっていること，さらに，貧窮層に少なく富裕層に多いこと，そして貧窮な農家出身の元気な若者が海軍に入ると脚気に罹るのに，刑務所の服役囚では発生はきわめて少ないこと，などを詳細に観察し，食べ物（窒素と炭素のアンバランス）に原因があると推定した．高木は脚気の発生が多い集団の食事が白米に依存していることに目をつけ，大麦，大豆，牛肉を多くする食事を推奨した．自説の正しさを証明するために，前年に太平洋往復の演習航海で大量の脚気患者と死者を出した演習艦龍驤と同じ航路を，食事だけを変えて再び演習艦筑波に航海させ，脚気による死亡者を一人も出さずに帰還させることに成功した（表2）．1883年に海軍の兵食改良に踏み切り，翌年には脚気患者は激減し，数年後には海軍における脚気問題はほぼ解決した（図3）．

表2 食事内容の異なる2つの演習艦における脚気罹患数・死亡数の比較（同一航路）

演習艦	航路	航海日数（日）	食事内容（食事の窒素：炭素比）	脚気罹患数（人）	脚気死亡数（人）
龍驤	太平洋横断（ペルー・チリからハワイを経て帰還）	272	白米中心の和食（およそ1：28）	169	25
筑波	同上	287	大麦，牛肉，大豆を多くする（1：15）	14	0

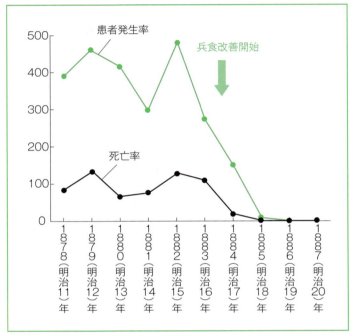

図3 日本海軍兵士の脚気患者発生数（兵士1,000人当たり）および脚気死亡率（兵士10,000人当たり）

　高木の研究をどこまで進めても真の原因を突き止めることはできなかったであろうが，有効な対策を発見し，それを実践に移し，実際にたくさんの人の命を救ったことは高く評価されている．なお，脚気に治療効果を示す物質（ビタミンB_1）が米糠から発見されたのは1911年のことである．

　ビタミンB_1不足が脚気の原因であることが明らかとなっている現在においても，脚気の予防にビタミンB_1そのものを服用することよりも，バランスのとれた食事を摂取することが勧告されている．その意味では，高木の行ったことと変わりがない．自然の摂理にかなっているからである．

■ 喫煙と肺がんの因果関係の解明

　欧米諸国では第二次世界大戦の前後から肺がん死亡率の急増が観察されていた．しかし，その原因は明らかではなかった．そこで，ドール（Richard Doll）とヒル（Austin B

Hill）は 1951 年に 3 万人以上のイギリス人医師を対象に喫煙習慣を調査し，その後 10 年間にわたって彼らの死亡状況を追跡した．その結果，206 人の肺がん死亡を確認した．非喫煙者からの死亡はわずか 3 人（1,000 人当たり 0.07 人）であったのに対し，毎日 25 本以上の喫煙者からは 57 人（1,000 人当たり 2.27 人）も死亡者が発生し，その比は 32 倍に上っていた．そして死亡率は，たばこの本数にほぼ比例していることも観察された（図 4）．

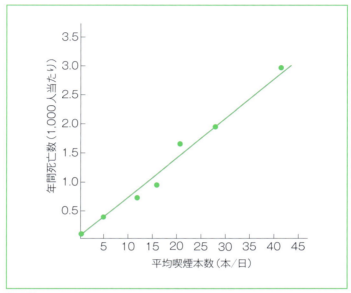

図 4　イギリス人男性における追跡開始時の喫煙本数と 10 年後までの肺がん死亡率の関係（年齢調整済み）

その後，類似の研究結果が日本をはじめ世界各国から発表された．にもかかわらず，その後も肺がんの死亡率は上昇し続けている．これは，「実は肺がんの原因は喫煙ではなかった」というのではなく，井戸を利用禁止にしたり，兵食を改良したような減煙・禁煙などの具体的対策が有効にとられなかったことを意味するものと理解される．

このように，疫学には，①状態を記述する，②原因を探る，③講じられた対策の有効性を評価する，という 3 種類の目的がある．それぞれにどのような方法が存在し，何に気をつけて行い，何に気をつけて結果を理解すればよいのか，その基本を理解することは医療や健康科学を志す者にとって必要条件である．

📝 レポート課題
1. 疫学のもつ基本的な役割と，その目的についてまとめてみましょう．
2. 疫学が「対策樹立に役立てるための科学」と定義されている理由について考えてみましょう．
3. 疫学が公衆衛生の中で，どのように利用されているかを調べてみましょう．
4. 本章で示した以外の疫学の歴史的業績について調べてみましょう．

2章 疾病の発生原因解明の追究までの流れとその関連事項

A 疫学的アプローチに関する基本的事項

　疫学調査は，疾病（健康障害）の頻度や分布および発生要因を明らかにし，その疾病発生予防対策の策定に貢献できうるデータを提供することを目的とする．そこで，後述の一連の手順に従って，When，Where，Who，What，Why を順次追究していくことが，発生要因を解き明かす鍵となる．つまり，When（いつ），Where（どこで），Who（だれが）からまず疾病の概略や特徴を明らかにし，その中から問題となる要因（What）を探し出し，それについてなぜその要因が問題になるか（Why）を追究することにより，発生要因の解明が行われる．

　以上の過程から，疫学調査は「5 つの W に橋をかけること（5-W-Bridge）」といわれる．

　疾病の発生状況の把握から原因追究までの流れは，「観察から，分析へ，そして実証へ」のそれぞれの段階により行われる（p37，4 章の図 3 参照）．

　疫学調査は，三段階の作業から成り立っている．疾病の発生状況の把握から原因追究までの流れとの関係でいうと，「観察から」が第一段階（表 1 の手順1〜3），「分析へ」が第二段階（表 1 の手順4〜6）そして「実証へ」が第三段階（表 1 の手順7〜9）に相当する．第一段階ではまず目的の設定と対象者の選定が，第二段階で発生要因の解明が，最後の第三段階では得られた結果の解釈とその意味づけが行われる．

　第一段階での目的の設定は，調査の方向づけ（誰に対して，何のために，何を明らかにするのか）を行うために，対象とする疾病や対象者の明確な定義づけは信頼性や普遍性を有する結果を得るために行われる．

　第二段階での発生要因の解明は，観察と分析の順に行われる．まず患者の属性，時間，場所の特徴の観察を行い，その情報をもとに設定された仮説要因（疾病との関連が疑わしい要因）が，疾病の発生要因であるのか否かを検証するために，種々の研究方法を組み合わせて分析が行われる．

　第三段階での得られた結果の解釈とその意味づけは，特定された要因が疾病予防対策に適用できうるか否かを検証する目的で行う．一般的にはその要因と疾病との関連が偶然得られたものか否か，さらにその関連が見せかけでなく真の関連であるか否かに対する検討が行われる．

2章　疾病の発生原因解明の追究までの流れとその関連事項

表1　疫学調査の手順

段階	手順	概要	目的	関連事項（キーワード）
第一段階	1. 調査目的の明確化	どのような疾病（健康異常）の，何を（頻度と分布，発生要因など）明らかにしたいのかを明確に	誰の，何のために，何を明らかにするかという調査目的の焦点化	
第一段階	2. 対象とする疾病の定義の明確化	調べようとする疾病の概念と定義，およびその測定方法の明確な定義づけ	より確実性・信頼性の高い情報の提供	● 診断基準（相互比較性） ● スクリーニング ● 特異度，敏感度
第一段階	3. 調査対象集団の選択	調査対象集団の特性の明確な定義づけ，全数調査か標本調査か	対策策定を行うべき集団の絞り込み	● 危険曝露人口 ● 標本抽出法（代表性）
第二段階	4. 頻度の分布と測定	人の属性，時間，場所の面から頻度と分布を客観的に記述（When, Where, Who を明らかにする）	疾病の概要の把握と問題点の抽出	● 記述疫学 ● 罹患率，有病率 ● 死亡率（年齢調整死亡率）
第二段階	5. 研究仮説の設定	疾病との関連を疑いうる要因の設定（What を明らかにする）	研究の論点（容疑要因）の明確化	● 横断研究
第二段階	6. 仮説の検証	仮説要因と疾病との関連性を検討し，仮説の検証を行う（Why を追究する）	容疑要因の特定	● 分析疫学 ● 横断研究 ● 症例対照研究 ● コホート研究 ● 相対危険（オッズ比） ● 寄与危険 ● 介入研究 ● インフォームド・コンセント
第三段階	7. 結果の妥当性の評価	交絡因子の調整，バイアスの検討，統計学的関連性の検討	結果の妥当性・信頼性（結果がどの程度確かで信頼できるか）の検討	● バイアス ● 交絡因子の調整 ● 統計学的関連性
第三段階	8. 結果の解釈	得られたデータの疫学的な意義づけ（因果関係の判定）の検討	得られた結果が対象とした事象の危険因子か否かを検討	● 因果関係（判定基準）
第三段階	9. 対策の樹立	実施可能で有効な対策の樹立		

B 臨床疫学

1. 臨床疫学とは

　厳密な科学的方法を用いて，同じような疾病を有する患者群で臨床的事象の発生頻度を測定し，臨床医学に関する諸問題を疫学的手法により解決しようとする科学であり，evidence-based medicine（EBM）の根幹をなす方法論である．

2. **EBM の実践方法とその手順**（表2）

表2 EBM の実践方法とその手順

Step 1	患者の臨床問題や疑問点を明確にする［リサーチクエスチョン（RQ）の作成，PI（E）COの設定］
Step 2	Step 1 に関する質の高い臨床研究の結果を効率よく検索する（論文の検索）
Step 3	検索した情報の内容を批判的に吟味する（内部妥当性の吟味）
Step 4	その情報の患者への適用を検討する（RQ の解決に最適な研究デザインの選択，外部妥当性の検討，患者の価値）
Step 5	Step 1〜4 のプロセスと患者への適用結果を評価する

3. **リサーチクエスチョン**（research question）**作成のための PI（E）CO の作成**
a. PI（E）CO とは

　目の前の患者から生じる疑問や問題を，わかりやすい形に整理する過程である．PI（E）CO の形にすることを"疑問の定式化"と呼ぶ（表3）．

表3 PI（E）CO

PI（E）CO	説明
Patient（患者）	どんな患者に
Intervention/Exposure（介入/治療，検査）	どんな介入/治療，検査をすると
Comparison（比較対照）	何と比較して
Outcome（結果）	どんな結果になるか

b. PI（E）CO の妥当性の検討

　PI（E）CO の妥当性を検討する際は，以下に示す"FINER"［Hulley SB et al『医学的研究のデザイン―研究の質を高める疫学的アプローチ（第4版）』2014］に着目する．

- 今から調べようと思っている研究のどこが新しいのか（novelty）？
- 科学的に面白いのか（interesting）？
- 人々にとって必要なのか（relevant）？
- 実施可能な研究なのか（feasible）？
- 倫理的に許されるのか（ethical）？

C 治 験

1. 治験とは

　「新薬開発」のための「治療を兼ねた試験」を行うことである．承認される前の薬剤を，実際の患者と健常者に使用し，安全性と有効性（効果）を確かめ，いくつものデータを収集する．

2. 治験実施に必要な要件（厚生労働省）

　　治験を行う場合は，「医薬品の臨床試験の実施の基準に関する省令」に定められた要件を満足する医療機関だけが選ばれる．

　　その要件の概要を下記に示す．

①医療設備が十分に整っていること

②責任をもって治験を実施する医師，看護師，薬剤師らが揃っていること

③治験の内容を審査する委員会を利用できること

④緊急の場合にはただちに必要な治療，処置が行えること

3. 治験の段階 （表4）

表4 治験の段階

	試験内容	対象者	目的
	基礎研究 ↓		薬の候補の探索
	非臨床試験 ↓	動物実験など	有効性と安全性の調査
治験	第I相臨床試験 ↓	少数の健康な成人	安全性と薬の体内動態を調べる試験
	第II相臨床試験 ↓	少数の患者	安全性と有効性を確認するとともに，適切な使用量を決定するための試験
	第III相臨床試験 ↓	多数の患者	効果と安全性を確認するための比較試験
	国の承認申請 ↓	厚生労働省	新薬の製造の許可を得るために，新薬のデータを国に提出し，医薬品として販売するのにふさわしいかの審査
	医薬品の製造承認	厚生労働省	国の承認を受けて，医療現場での使用

［金沢医科大学病院臨床試験治験センター：患者さんへ，治験とは（http://www.kanazawa-med.ac.jp/~tiken/patient/about.html）（2018年8月2日最終アクセス）より作成］

✏️レポート課題

1. 調査目的の明確化や対象とする健康事象や対象疾患の焦点化について考えてみましょう．

2. 結果の妥当性の評価が必要な理由を考えてみましょう．

3章 疫学で用いられる指標

A 頻度の測定

割合・率・比

「〜の割合」，「〜率」，「〜比」はよく使われる言葉であるが，割合・率と比とでは分子と分母の関係が異なる．

1. **割合 (proportion)**：特定部分の全体に占める大きさ（分子が分母の一部分，1を超えない）
2. **率 (rate)**：割合とほぼ同じ意味ではあるが，単位時間当たりの変化を表す場合が多い（分子が分母の一部分，1を超えることもある）
3. **比 (ratio)**：2つの量の比較に用いる（分子と分母が異なる）

1. 割 合

例）肥満者の割合＝肥満者数/対象者全体の人数

（対象者全体の人数＝非肥満者数＋肥満者数）

2. 率

a. 単位時間あたりの変化を表す（1を超えることがある）

例）人口増加率＝当該年度の人口/前年度の人口

b. 割合とほぼ同じ意味を表す（1を超えることはない）

例）死産率＝死産数/出産数（出産数＝出生数＋死産数）（図1）

打率＝安打数/打数（10打数3安打の場合，打率は3/10で3割）

出生数，死産数は1年間の発生数であり，打率は1シーズンの打率や生涯打率といういい方をする．

3. 比

例）死産比＝死産数/出生数（図1）

男女比＝男/女（図2）

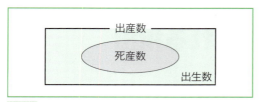

図1 死産率と死産比

死産率の分子（死産数）は分母（出産数）に含まれる．
死産比の分子（死産数）と分母（出生数）は別である．

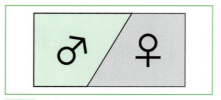

図2 男女比

分子の男性は分母の女性とは別．

罹患率 (morbidity) と累積罹患率 (cumulative morbidity)

1. 罹患率

罹患率は一定期間にどれだけの疾病（健康障害）者が発生したかを示す指標であり，発生率 (incidence) の一種である．計算法には罹患率を求める方法と累積罹患率を求める方法があり，それぞれ分母のとり方が異なる．対象者の追跡における脱落が多いか少ないかによって2つの指標を使い分けることになる．

$$罹患率 = \frac{一定の観察期間内に新発生した患者数}{危険曝露人口^{*1}一人一人の観察期間の総和（人-年法^{*2}）}$$

*1 危険曝露人口 (population at risk)：疾病に罹りうる危険性をもった集団
例）子宮がんの場合は女性，はしかの場合ははしかの既往歴がない者など

*2 人-年法：追跡期間中に対象者が転出，死亡，拒否などで観察集団から脱落したり，逆に転入などで入ってきたりすることで追跡偏り (follow-up bias) が生じる．そのため，罹患率の分母には，観察された対象者数と各対象者についての観察期間を同時に考慮に入れて，人-年法 (person-year) が用いられる (図3)．

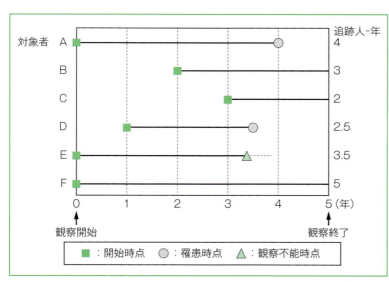

図3 人-年法を用いた罹患率の測定と計算

追跡期間中に罹患したのはA，Dの2人である．対象者A〜Fの観察期間の総和は4 (A) + 3 (B) + 2 (C) + 2.5 (D) + 3.5 (E) + 5 (F) = 20人-年である．
したがって，罹患率 = 2人/20人-年 = 0.1/年となる．

※対象者Dは追跡期間1年経過後から観察開始．その後2.5年で罹患しているため，2.5人-年となる．対象者Eは3年目までは追跡できたが，4年目までの間に観察不能となった．この場合は，3人-年に0.5人-年を加え，3.5人-年となる．

2. 累積罹患率

　累積罹患率は，ある対象集団を一定期間追跡することにより計算される（図4）．途中で追跡不能となった例は脱落例として解析からは除外する．したがって，この指標は実際には，研究者と被験者との結びつきが強く脱落例が少ない臨床試験（無作為割り付け介入研究）などで用いられる．

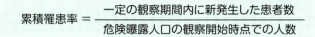

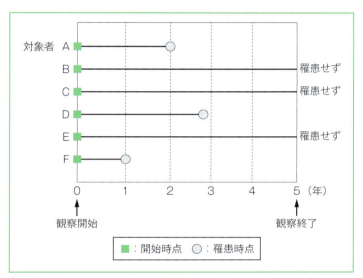

図4　累積罹患率の測定と計算
5年間の追跡期間で罹患したのは，A，D，Fの3人である．
追跡開始時点で追跡対象者はA〜Fの6人であったので，5年間の追跡における累積罹患率＝3人/6人＝0.5となる．

3. 罹患率と累積罹患率の違い（表1）

表1　罹患率と累積罹患率

	罹患率	累積罹患率
観察対象	すでに疾患に罹患している者は分母および分子から除外	すでに疾患に罹患している者は分母および分子から除外
脱落者の扱い	解析に使用（人–年法）	解析から除外
分子	観察期間に新発生した患者数	観察期間に新発生した患者数
分母	観察対象者一人一人の観察期間の総和	観察開始時点での人数
単位	/年	無名数 （観察期間が明記される）
特徴	脱落者が多い集団でも使える	脱落者が多いとバイアスが大きくなる

　罹患率には図3に示したように，分母に人–年法が用いられるため，個人個人の観察対

象時期が異なっていてもよい．したがって，累積罹患率に比べて観察対象者のデータを有効に使えることになる．

※臨床研究などで，観察期間ではなく治療開始からの正確な生存時間や追跡終了時期のデータが得られている場合には，カプランマイヤー（Kaplan-Meier）法を用いることもできる（p127，14章の「生存分析」参照）．

4. 罹患率の意味と有用性

罹患率は，その時点におけるその疾病への罹りやすさを表す．罹患率が上がるときには，何かその裏に隠された原因（発生要因）がある場合が多い．したがって，罹患率は疾病と発症要因との因果関係を探る場合に有用な指標である．また，「病気に罹らないこと」を目指す一次予防の効果の指標には，文字どおり「罹患率の低下」が用いられる．

有病率（prevalence）

1. 有病率

有病率は，ある一時点において，疾病を有している人の割合である（図5）．

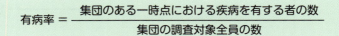

有病率 = 集団のある一時点における疾病を有する者の数 / 集団の調査対象全員の数

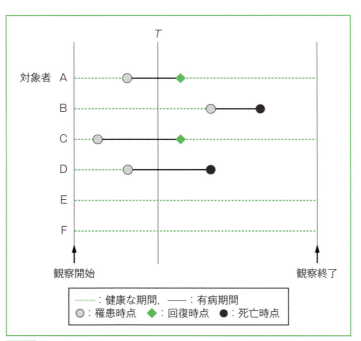

図5　有病率の測定
A，C，Dの3人が有病者としてカウントされる．
T時点における点有病率＝（A＋C＋D）/（A＋B＋C＋D＋E＋F）
期間有病率＝（A＋B＋C＋D）/（A＋B＋C＋D＋E＋F）

2. 意味と有用性

　有病率により，ある時点での患者数を評価できる．有病率は罹患率が高ければ高くなり，罹患率が変わらなくても有病期間が長くなれば高くなる．すなわち，罹ったらすぐに治る（あるいはすぐに死亡する）疾患では有病率は高くならないが，罹ってもすぐに亡くなることはないが一度罹るとなかなか治らない疾病では有病率は高くなる．したがって，有病率は主に高血圧，糖尿病，結核などの慢性疾患の統計に，年間病床利用率や平均在院日数などとともに用いられることが多い．集団における特定の時点での健康問題の大きさを把握し，その対策を立てるなど，行政面で有用な指標である．有病率は基本的にある一時点での患者数から求める（点有病率ともいう）．特殊な有病率として，一定期間に病気であった人をすべて含める期間有病率もある．

罹患率と有病率の関係

　罹患率と有病率との間には，平均有病期間が時間の流れによらずほぼ一定であるとき，以下の関係が成り立つ．

$$有病率＝罹患率×平均有病期間$$

　一次予防の効果の指標には，罹患率の低下が用いられる．罹患率がわからない場合，急性感染症のように平均有病期間が比較的一定なものであれば，有病率を平均有病期間で割ることにより，罹患率を概算することができる．しかし，衛生状態の改善や治療法の進歩などは，罹患率を低下させると同時に，予後を改善し平均有病期間を延長するため，かえって一時的に有病率の増加をもたらすことがある．このように罹患率と有病率が比例しない場合もあることに注意しなければならない（図6）．

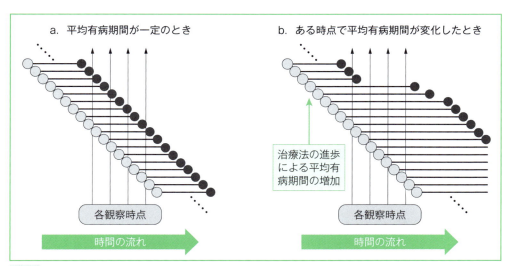

図6　罹患率と有病率の関係
〇：罹患時点　●：死亡時点
平均有病期間が比較的一定なものであれば，各観察時点での有病率はほぼ変わらないが（a），ある時点で平均有病期間が変化した場合は，一時的に有病率が増加する（b）．

致命率 (case-fatality rate) または致死率

1. 致命率

致命率は，ある疾病に罹った人がその疾病で死亡する割合である．

$$致命率 = \frac{ある疾病による死亡数}{ある疾病の罹患数}$$

2. 致命率の意味と罹患率，死亡率との関係

致命率は，ある疾病に罹ったとき，それが原因で一定期間内に何％が死亡するかを表すことから，疾病の重篤度を表す指標といえる．

比較的短時間に死亡または治癒の転帰が明らかになる疾病では，罹患から死亡までの期間は問題にならないが，死亡までが長期間にわたる場合は，24時間以内致命率，1ヵ月以内致命率，1年以内致命率のように期間を明示する．

有病期間に対して十分に長い観察期間をとれば，致命率，罹患率，死亡率の間には図7からも明らかなように，致命率＝死亡率/罹患率の関係が成り立つ．

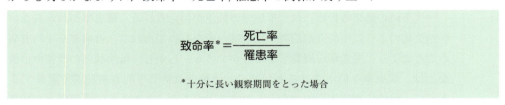

$$致命率^* = \frac{死亡率}{罹患率}$$

*十分に長い観察期間をとった場合

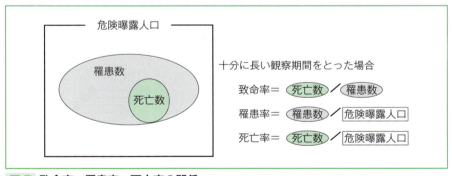

図7 致命率，罹患率，死亡率の関係

死亡率と年齢調整（標準化）

1. 粗死亡率 [crude death (mortality) rate]

粗死亡率は，ある集団の1年間の死亡数をその年の人口で割ったものである．一般的には集団の衛生水準を総合的に表す指標であるといわれるが，原因疾病の種類によりその意義は異なる［たとえば致命率の高い疾病に比べて，慢性疾患では生活の質（quality of life：QOL）や日常生活動作（activities of daily living：ADL）も同時に考慮しなければならない］．

また，死亡率は年齢によって大きく異なるため，複数の集団を比較したり，同じ集団でも異なった年次を比較する場合には，以下に述べる年齢調整死亡率，標準化死亡比のような，年齢構成の影響を補正（標準化）した指標が必要になる（表2）．

$$粗死亡率 = \frac{1年間の死亡数}{観察集団のその年の人口^*}$$

*年央人口あるいは10月1日の人口を用いる

表2 年齢構成により死亡率が異なる例

	A町 人口	A町 死亡数	A町 死亡率（人口1,000対）	B町 人口	B町 死亡数	B町 死亡率（人口1,000対）
50歳以上	9,000	180	20	1,000	35	35
50歳未満	1,000	2	2	9,000	27	3
総人口	10,000	182	18.2	10,000	62	6.2

A町とB町の死亡率は，50歳以上ではそれぞれ人口1,000対20と35，50歳未満ではそれぞれ人口1,000対2と3で，両群においてB町が高いが，粗死亡率で比較するとそれぞれ人口1,000対18.2と6.2でA町のほうが高くなってしまう．

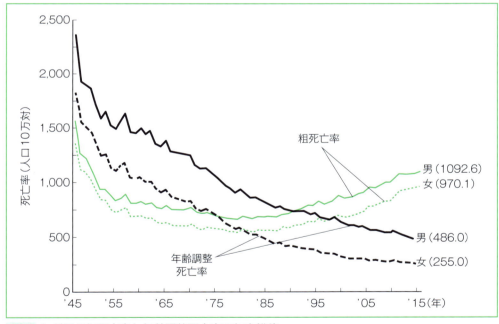

図8 わが国の粗死亡率と年齢調整死亡率の年次推移
（厚生労働省：人口動態統計，平成28年より作成）

2. 年齢調整死亡率 (age-adjusted death rate)

年齢調整死亡率は，観察集団の死亡状況が基準集団に同様に起きたと仮定したときの死亡率である．基準人口としては，わが国では1991（平成3）年から「昭和60年モデル人口」

が，国際間の比較では世界保健機関（World Health Organization：WHO）の提唱する「全世界基準人口」や「ヨーロッパ基準人口」が用いられている．年齢調整死亡率の算出法には，直接法と間接法がある（表3）．

①直接法：観察集団における各年齢（階級）の死亡率を，基準集団の年齢分布にあてはめる．

$$年齢調整死亡率（直接法）= \frac{\Sigma\{(観察集団の年齢別死亡率)\times(基準集団の年齢別人口)\}}{基準集団の総人口}$$

この手法では，観察集団の年齢（階級）別の死亡率のデータが必要である．観察集団の人口規模が大きい場合（国際比較，日本の年次推移など）に用いられる．

②間接法：観察集団の人口が少ない場合，基準集団の各年齢（階級）の死亡率を用いて観察集団において期待される死亡数を求め，この期待される死亡数と観察集団の実際の死亡数の比（標準化死亡比 standardized mortality ratio：SMR）を算出する．

$$標準化死亡比（SMR）= \frac{観察集団の死亡実数}{\Sigma\{(基準集団の年齢別死亡率)\times(観察集団の年齢別人口)\}}\times100$$

$$年齢調整死亡率（間接法）=（標準化死亡比\div100）\times基準集団の死亡率$$

この手法では，観察集団の年齢（階級）別の死亡率のデータは必要ない（総死亡数と年齢階級別人口データだけでよい）．観察集団の人口規模が小さく，単年度分のデータしか得られない場合でも，バラつきの影響の少ない年齢調整値が得られる．地域比較（市区町村別マップなど）によく用いられる．

なお人口が少ない場合は，年ごとの死亡数の小さな変動による死亡率のバラつきが大きい（次項の「3．年齢調整死亡率の計算例」を参照）．したがって，これを小さくするために数年分の死亡統計を元にする．

表3　直接法と間接法の違い

	直接法	間接法
用途	人口規模が大きい場合（全国値の年次推移や国際比較など）	人口規模が小さい場合（市区町村別マップなど）
必要な観察集団データ	年齢別死亡率	総死亡実数，年齢別人口
必要な基準集団データ	年齢別人口・総人口	年齢別死亡率・総死亡率
特徴	人口規模が小さい場合は小さな変動の影響を受ける（人口10万人未満では用いない）	年ごとの小さな変動の影響を受けづらい，観察集団の年齢別死亡データが不要

3. 年齢調整死亡率の計算例

表2のA町，B町の年齢調整死亡率を，直接法，間接法で計算してみると以下のようになる．基準人口は計算をしやすくするために表4のものを用いた．また，A町で翌年50歳未満の死亡数が6人になった場合（他のデータは不変）を想定してみたところ，直接法では人口1,000対7.4から10.2とバラつきが大きくなるのに対して，間接法では人口1,000対6.5から6.7とほとんど変わらない．

表4 仮想の基準人口

	人口	死亡数	死亡率 （人口 1,000 対）
50 歳以上	3 千万	90 万	30
50 歳未満	7 千万	7 万	1
総人口	1 億	97 万	9.7

a. 直接法で求めた場合

A 町 　　　　：｜(20/1000)×3 千万 +（2/1000）×7 千万｜/1 億＝7.4（人口 1,000 対）

A 町（翌年）：｜(20/1000)×3 千万 +（6/1000）×7 千万｜/1 億＝10.2（人口 1,000 対）

B 町 　　　　：｜(35/1000)×3 千万 +（3/1000）×7 千万｜/1 億＝12.6（人口 1,000 対）

b. 間接法で求めた場合

● 標準化死亡比

A 町 　　　　：｜182/｜(30/1000)×9000 +（1/1000）×1000｜｜×100＝67.1

A 町（翌年）：｜186/｜(30/1000)×9000 +（1/1000）×1000｜｜×100＝68.6

B 町 　　　　：｜62/｜(30/1000)×1000 +（1/1000）×9000｜｜×100＝159.0

● 年齢調整死亡率

A 町 　　　　：67.1÷100×9.7＝6.5（人口 1,000 対）

A 町（翌年）：68.6÷100×9.7＝6.7（人口 1,000 対）

B 町 　　　　：159.0÷100×9.7＝15.4（人口 1,000 対）

相対頻度

分母として人口データが得られない場合などに，疾病の罹患や死亡などの全発生数を分母に用いて，ある疾病や年齢区分での発生が占める割合を相対頻度として表すことがある．相対頻度でよく利用されるのは，死因別死亡割合とPMIである．通常％で表す．

1. 死因別死亡割合 (proportional mortality rate)

死因別死亡割合は，ある特定の死因が全死亡数に占める割合である．

$$死因別死亡割合（\%）＝\frac{ある死因による死亡数}{全死亡数}×100$$

死因別死亡割合の増減は，①その疾病の死亡数の増加と，②他の疾病の死亡数の減少，

の両方の影響を受ける．したがって，死因別死亡割合の増減が必ずしもその疾病の死亡数・率の増減を表すわけではないことに注意が必要である（表5）．

表5 死亡率と死因別死亡割合の増減が異なる例（1950年と1980年におけるわが国の死亡データの比較）

		1950年	1980年
総数	人口（人）	83,199,637	116,320,358
	死亡数（人）	904,876	722,801
	死亡率（10万対）	1,087.60	621.4
結核	死亡数（人）	121,769	6,439
	死亡率（10万対）	146.4	5.5
	死因別死亡割合（%）	13.5	0.9
不慮の事故	死亡数（人）	32,850	29,217
	死亡率（10万対）	39.5	25.1
	死因別死亡割合（%）	3.6	4.0
自殺	死亡数（人）	16,311	20,542
	死亡率（10万対）	19.6	17.7
	死因別死亡割合（%）	1.8	2.8

1980年は1950年に比べ，総死亡率の減少や疾病構造の変化（結核の死亡率，死因別死亡割合の減少）などにより，不慮の事故で死亡数と死亡率が，自殺で死亡率が減少している．にもかかわらず，それぞれ相対的に死因別死亡割合は増加している．

2. PMI（proportional mortality indicator）

PMIは，50歳以上の死亡数が全死亡数に占める割合である．

$$PMI(\%) = \frac{50歳以上の死亡数}{全死亡数} \times 100$$

PMIは，入手が容易な年齢別死亡数のみから計算できるので，人口統計，疾病統計が不十分なことが多い開発途上国などでも信頼できる数値が得やすく，衛生状態の国際比較の指標として用いられる．PMIが高い地域は，若年者の死亡が相対的に少なく，健康水準が高いと考えられる．実際，わが国のPMIは94.2%（2002年）であるなど，先進国のPMIは90%前後であるが，開発途上国では，フィリピンの55.3%（1993年）など50%台あるいはそれ以下の国が多い（表6）．ただし，PMIは人口構成の影響を直接受けるので，人口構成が異なる集団間で比較する場合は注意が必要である．

表6 世界各国のPMI

国（調査年）	PMI（%）	国（調査年）	PMI（%）
日本（2002）	94.2	コロンビア（1998）	56.1
イスラエル（1998）	89.7	フィリピン（1993）	55.3
アメリカ（1998）	88.5	イラン（1991）	27.6

近年，先進国ではPMIの代わりに65歳以上死亡割合が用いられることが多い［日本88.9%（2015年），イタリア87.9%（2013年），スウェーデン87.6%（2014年）］．

B 頻度の比較

相対危険 (relative risk：RR) と寄与危険 (attributable risk：AR)

1. 相対危険

将来，ある出来事が発生する確率をリスク（危険）という．

相対危険は，危険要因に曝露した群の罹患リスクの，曝露していない群の罹患リスクに対する比で示される（図9も参照）．すなわち，「危険要因に曝露した場合，それに曝露しなかった場合に比べて何倍疾病に罹りやすくなるか（疾病罹患と危険要因曝露との関連の強さ）」を示す，疫学の要因分析において重要な指標である．

罹患リスクはある人が一定期間に罹患する確率である．罹患リスクの平均値は累積罹患率となるため，相対危険は本来累積罹患率の比で表すことができるが，罹患率の比で表すことも多い．

表7 コホート研究における相対危険と寄与危険のモデル

		罹患		計
		あり	なし	
要因	曝露群	A	B	$A+B$
	非曝露群	C	D	$C+D$

$$相対危険 = \frac{危険要因曝露群の罹患リスク}{危険要因非曝露群の罹患リスク} = \frac{\dfrac{A}{A+B}}{\dfrac{C}{C+D}} \quad (A \sim D は表7に対応)$$

2. 寄与危険

寄与危険は，危険要因曝露群の罹患リスクと非曝露群の罹患リスクとの差で示される（図9も参照）．すなわち，「危険要因の曝露によって罹患リスクがどれだけ増えたか，逆にいえば危険要因に曝露されなければ罹患リスクがどれだけ減少するか（危険要因が集団に与える影響の大きさ）」を示し，公衆衛生対策において重要な指標である．

$$寄与危険 = 危険要因曝露群の罹患リスク - 危険要因非曝露群の罹患リスク$$
$$= \frac{A}{A+B} - \frac{C}{C+D} \quad (A \sim D は表7に対応)$$

3章 疫学で用いられる指標

3. 相対危険と寄与危険の意味の違い

表8の相対危険をみると，肺がんは心筋梗塞に比べて，喫煙による死亡リスクが高いことがわかる（それぞれ 32.4, 1.4）．しかし，心筋梗塞は全体として死亡率が肺がんに比べて高いため，寄与危険はむしろ心筋梗塞のほうが肺がんよりも高くなり（それぞれ人口1,000 対 2.61, 2.2），もし集団全体が禁煙に成功した場合，それが死亡リスク改善に及ぼす効果は心筋梗塞のほうが大きいといえる．

表8 相対危険と寄与危険の実例（肺がんと心筋梗塞の死亡リスク）

	非喫煙者の死亡率 （人口 1,000 対）	喫煙者の死亡率 （人口 1,000 対）	相対危険	寄与危険
肺がん	0.07	2.27	32.4	2.2
心筋梗塞	7.32	9.93	1.4	2.61

COLUMN

「相対危険と寄与危険」に関連して知っておきたい指標

■ 寄与危険割合（attributable fraction：AF）

危険要因に曝露した群の疾病罹患リスク全体における，曝露による罹患リスク上昇の占める割合を表す．曝露群においてその曝露を取り除くと疾病罹患をどの程度の割合で減らすことができるかを示す指標となる．

$$寄与危険割合（AF）= \frac{寄与危険（AR）}{危険要因曝露群の罹患リスク}$$

$$= \frac{危険要因曝露群の罹患リスク（I_e）- 危険要因非曝露群の罹患リスク（I_0）}{危険要因曝露群の罹患リスク（I_e）}$$

$$= \frac{(I_e - I_0) / I_0}{I_e / I_0} \qquad ここで I_e/I_0 ＝相対危険（RR）なので$$

$$= \frac{相対危険（RR）- 1}{相対危険（RR）}$$

■ 集団寄与危険割合または人口寄与危険割合（population attributable fraction：PAF）

危険要因曝露群と非曝露群を含む「集団全体」の疾病罹患リスクにおける，曝露による罹患リスク上昇の占める割合を表す．集団の中に曝露者の割合が高ければ集団寄与危険割合は高くなる．集団全体においてその曝露を取り除くと疾病罹患をどの程度の割合で減らすことができるかを示すことができるため，予防医学において特に重要な指標といえる．

$$集団寄与危険割合 = \frac{集団全体の罹患リスク - 危険要因非曝露群の罹患リスク}{集団全体の罹患リスク}$$

危険要因曝露群の罹患リスクをI_e，危険要因非曝露群の罹患リスクをI_0，集団中における曝露群の占める割合をpとすると，

$$= \frac{I_e \times p + I_0 \times (1-p) - I_0}{I_e \times p + I_0 \times (1-p)} \qquad ここで I_e/I_0 ＝相対危険（RR）なので$$

$$= \frac{(RR-1) \times p}{(RR-1) \times p + 1}$$

4. コホート研究における相対危険と寄与危険

コホート研究は，ある特性をもった集団（曝露群，非曝露群を含む）を追跡して，その将来の疾病発生をみる．コホート研究においては多少の選択バイアス（健康者ほど追跡されやすい，追跡不能者が出る）などは避けられないものの，母集団の罹患率が直接推定可能 [$(A+C)/(A+B+C+D)$：図9も参照] であるため，相対危険と寄与危険が算出できる．

オッズ比（odds ratio：OR）

1. オッズ比

オッズとは，「見込み」のことで，ある事象が起きる確率 p の，その事象が起きない確率 $(1-p)$ に対する比を意味する．オッズ比とは，コホート研究における累積罹患率（罹患率）のオッズ比と，症例対照研究における曝露率のオッズ比がある．前者は曝露群の罹患オッズと非曝露群の罹患オッズの比であり，後者は症例群の曝露オッズと対照群の曝露オッズの比である．それぞれ以下のような「たすきがけ」の式で求められる．

$$\text{コホート研究のオッズ比（曝露群の罹患オッズと非曝露群の罹患オッズの比）} = \frac{\dfrac{A}{B}}{\dfrac{C}{D}} = \frac{A \times D}{B \times C}$$

（*A〜D*は表7と図9，図10に対応）

表9 症例対照研究におけるオッズ比のモデル

		症例群	対照群
曝露	あり	*a*	*b*
	なし	*c*	*d*
計		*a+c*	*b+d*

$$\text{症例対照研究のオッズ比（症例群の曝露オッズと対照群の曝露オッズの比）} = \frac{\dfrac{a}{c}}{\dfrac{b}{d}} = \frac{a \times d}{b \times c}$$

（*a〜d*は表9と図9，図10に対応）

症例対照研究では，ある疾病に罹患した者（症例）と，罹患していない者から抽出した対照のそれぞれにおける過去の曝露状況を比較する．したがって，症例対照研究においては，対照群は必ずしも母集団の非罹患群を代表しておらず，母集団の罹患率の推定はむずかしい．そのため，相対危険と寄与危険は算出不可能であり，オッズ比を相対危険の近似値として用いる．

2. オッズ比が相対危険に近似する条件

a. 罹患率が低い場合（図9）

コホート研究においては，A，CがB，Dに比べて十分に小さい場合に，$A+B$はBと，$C+D$はDと近似値になる．一方，同じ母集団の中から症例対照研究を実施したと仮定し，適切な方法で症例群（$a+c$）と対照群（$b+d$）を集めると，$a+c$はもともと少ない$A+C$に近似となるため，a/cもA/Cと近似値となる．また，$b+d$はほとんど症例がいない母集団の一部を抽出したことになるため，d/bもD/B，つまり$(C+D)/(A+B)$（母集団全体の非曝露者/曝露者の比）に近似する．

症例対照研究は，もともと罹患率が低い疾病に適した研究方法であるため，相対危険をオッズ比で近似できる条件を満たす場合が多い．

一般に，上記の近似が可能なのは罹患率が約0.03以下の場合である．

$$\text{オッズ比} = \underbrace{\frac{a \times d}{b \times c}}_{\text{（症例対照研究）}} \fallingdotseq \underbrace{\frac{A \times D}{B \times C}}_{\text{（コホート研究）}} = \frac{\frac{A}{B}}{\frac{C}{D}} \fallingdotseq \frac{\frac{A}{A+B}}{\frac{C}{C+D}} = \text{相対危険}$$

（$A \sim D$，$a \sim d$は表7，表9と図9，図10に対応）

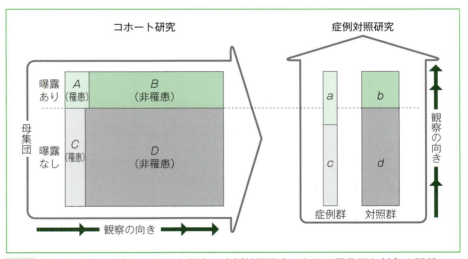

図9 罹患率が低い場合のコホート研究，症例対照研究における母集団と対象の関係

b. 罹患率は低くないが，症例群・対照群が母集団のそれらを代表しうる場合（図10）

一方，たとえば高血圧や糖尿病のように，罹患率が低くない疾病においても，適切な抽出方法と症例・対照数をある程度増すことなどにより，症例群，対照群がそれぞれ母集団を代表し，a/cがA/Cに，d/bがD/Bにそれぞれ近似しうる．しかし，$A+B$をBに，$C+D$をDに近似することができない．

B 頻度の比較

そこで，母集団から無作為に抽出した標本における要因の曝露（保有）状況を調査し，非曝露者/曝露者の比（q/p）を求める．これは，$(C+D)/(A+B)$ に近似することから，以下のようにしてオッズ比，相対危険の近似値を求めることができる．

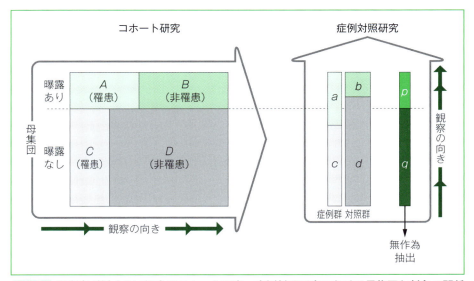

図10 罹患率が低くない場合のコホート研究，症例対照研究における母集団と対象の関係

レポート課題

1. いろいろな疾病の罹患率と有病率を調べてみましょう．
2. 実際のデータを使って，年齢調整死亡率を計算してみましょう．
3. 相対危険と寄与危険の予防医学における意義をまとめてみましょう．

4章 疫学研究を始める前に

A 調査対象の選択に関する基本的条件

調査対象とする集団（分母，分子）の定義

> 1. 分母となる集団の特性の定義づけと，分子となる疾病（健康障害）の概念と定義は明確に
> 2. 分母と分子は，同一の特性をもつ者に限定して選択すること

1. 疫学は集団の中で発生する疾病（健康障害）を観察し，それを定量的に把握することから始まる．疫学で率を用いる場合には，①分子（疾病者の数），②分母（疾病者の属する人口集団）と，③時期（時間的にいつか）の3つの情報が必要である．他の集団の成績との比較など，意味のある結果（率）を求めるためには，定義づけられた分子と分母を用いることが必要である．この場合，分母では集団の性質（性，年齢，地域など）に特徴づけられた人口集団を用いること，分子では観察の対象とする疾病（健康障害）の定義を明確にするために診断基準を設けることが必要となる．

   用いた集団や疾病の定義が不明瞭であると，どのような集団の，どのような状況を表す指標であるかの意味づけができにくくなる．

2. 分母とする人口をある地域の性・年齢が限定された集団とするとき，分子となる者も分母と同じ集団の背景（同じ地域に居住し，分母と同じ性・年齢）をもつ者でなければならない．つまり，分母と分子が同じ集団の背景をもつときにだけのみ，得られた指標は意味づけできるが，分母と分子の集団の背景がまったく異なった場合には，その指標は何の意味ももたない（表1）．

   例）分母とする集団がA地域の40〜59歳の男性であった場合，分子は分母と同じA地域の40〜59歳の男性の中から選ばなければならない．

4章　疫学研究を始める前に

表1 ある県のある年度の高血圧の有病率の比較（例）

地域	有病率（人口10万対）	分子（高血圧者の定義）	分母（対象集団）
A	56	高血圧者	全人口
B	40	日本高血圧学会分類*にて正常高値域と高血圧域（軽症を含む）にある者	全人口
C	25	40歳以上で日本高血圧学会分類にて正常高値域と高血圧域（軽症を含む）にある者	40歳以上の全人口
D	20	40歳以上で日本高血圧学会分類にて高血圧域（軽症を含む）にある者	40歳以上の全人口
E	10	40歳以上で日本高血圧学会分類にて高血圧域（中等症と重症）にある者	40歳以上の全人口

Aの場合には分母・分子ともに，Bに関しては分母に関する特性の定義づけがされていない．C，D，Eに関しては，分母はすべて同じであるが，分子の高血圧の定義が異なる．A〜Eの有病率の算出に使われた分母と分子がすべて異なるために5地域における有病率の高低を一律に比較することは困難である．
したがって，地域間での有病率を比較する場合には，分母となる対象集団や分子となる疾病（健康障害）の定義をすべての地域で一律にする必要がある．

参考表 成人における血圧値の分類（mmHg）

	分類	収縮期血圧		拡張期血圧
正常域血圧	至適血圧	<120	かつ	<80
	正常血圧	120〜129	かつ／または	80〜84
	正常高値血圧	130〜139	かつ／または	85〜89
高血圧	I度高血圧	140〜159	かつ／または	90〜99
	II度高血圧	160〜179	かつ／または	100〜109
	III度高血圧	≧180	かつ／または	≧110
	（孤立性）収縮期高血圧	≧140	かつ	<90

［日本高血圧学会（編）：高血圧治療ガイドライン2014，ライフサイエンス出版，東京，2014より引用］

B 分母の選定方法

分母となる集団が備えるべき条件

1. 実際に調査を行う集団（標本sample）が，調査の目的とする集団（母集団population）を代表していること
2. 対象者の選択に際し，調査者の意思や主観が反映されないこと
3. 観察の目的としている疾病（健康障害）に罹患する可能性をもっていること（危険曝露人口 population at risk）

1. 疫学調査の最終的な目的は，母集団における疾病（健康障害）の起こり方を把握することにある．しかし，一般的には母集団全体に対する調査が実行不可能なことが多いた

め，母集団から選び出された調査可能な有限集団（標本）を対象として調査することが多い．したがって，標本の結果から母集団の状況を推測するため，標本は母集団の性質を忠実に反映したものでなければならない．そのためには，標本は母集団を代表していること，つまり母集団と同じ特性をもつことが必要となる．

①母集団と標本との関係（図1）

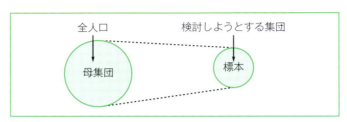

図1　母集団と標本との関係

②対象が母集団を代表しているかの検討方法
    a）標本となる対象者と母集団の属性（性，年齢）の分布に相違はないか
    b）病院患者：回答者と非回答者の分布に違いはないか

2．対象者の選定には，調査者の意思や主観が反映されないことが望ましい．

すなわち，対象者の選定に主観が反映されてしまうと，対象者が調査者に選ばれた限定的な集団になるため，母集団の特性を正確に反映しない危険性が生じ，一般性・普遍性を有する（図1）とは考えがたいものになってしまう．そこで，結果の一般性・普遍性を保つためには，対象者の選定において研究者の主観が介入しない無作為抽出がもっとも好ましい．

3．分母は通常，疾病（健康障害）発生状況を調べようとする対象者全員を意味する．

すなわち，検討の対象となる集団は特定の期間に特定の疾病（健康障害）に罹患（発生）する可能性をもつ集団とすることが必要であり，これを危険曝露人口という．たとえば，子宮頸がんの発生を観察する集団は女性集団であるが，さらに厳密にいえば子宮疾患のため子宮を摘出した者や子宮がんの患者や過去に子宮がんであった者を除いた女性集団である．しかし，一般に疾病発生頻度はきわめて稀であることが多い．したがって，その疾病にすでに罹患した者を除かなくても分母の人口数はあまり変わらないことから，厳密に危険曝露人口を規定せずに全人口集団を分母とすることが多い．

疾病の発生が性，年齢など集団の特性と密接に関係するときには，全人口集団ではなく危険曝露人口を用いる．

対象の選定方法

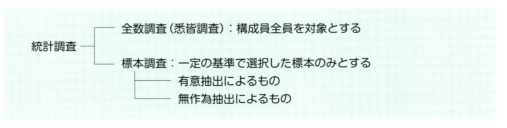

母集団の規模が小さく観察が必要な場合には全数調査が，集団が大きい場合には調査側の労力や費用の負担が大きくなるため，標本調査が用いられる．

C 標本の抽出方法と問題点 (表2)

1. 有意抽出 (purposive selection method)

母集団から標本を抽出するにあたって，乱数表などを使い確率的でない何らかの指針や判断をもとに標本を選ぶ方法．

手順，費用および稀な対象者など，調査実施上の制約のある場合に多く用いられる．

——抽出に偶然性や調査者あるいは調査対象者の意図が反映しやすい

例）応募法（調査協力の呼びかけに応じた人）

機縁法（調査者と何らかの縁をもつ人）

調査者の判断による方法

2. 無作為抽出 (random sampling)

主観を除き，一定のルールのもとに対象者を抽出する方法．

——調査者の主観が影響しにくい

①単純無作為抽出法 (simple random sampling)：対象者全員に一連の番号をつけ，乱数表やサイコロで対象者を抽出する方法

②系統抽出法 (systematic sampling)：対象者全員に番号をつけ，最初に抽出する個体の番号だけ乱数で決め，以後はそこから一定の間隔で抽出する方法

③層化抽出法 (stratified sampling)：対象者をあらかじめいくつかの層（性，年齢，住所など）に分け，それぞれの層から標本を抽出する方法

④多段抽出法 (multi-stage sampling)：母集団から直接標本を抽出するのでなく，はじめに標本が含まれる大きな集団（第一次抽出単位）を選び，選ばれた集団から，さらに小さな集団（第二次抽出単位）を選び，最後に選ばれた集団の中から標本を選ぶというように，2段階以上の段階に分けて抽出する方法

表2 主な標本抽出方法の比較

	方法	特徴	例
有意抽出	研究者の主観に基づいて対象者を選択する方法	対象者が研究者の主観に基づいて選ばれるために，自身の意図した結果が出やすい対象者を選ぶ傾向にある	機縁法，臨床研究
	調査対象者が自由意思により調査に応じてくる方法	回答した母集団の特性は明確でなく，しかもその回答者は一般に比べ目的とした問題に対し関心の高い可能性が高いために，回答の代表性や正確性に欠ける	応募法，呼びかけによるアンケート調査
無作為抽出	作為のない客観的な方法で抽出する方法	目的とする集団の特性は明確で，かつ一定のルールに従って対象者を選ぶため，研究者の主観は反映されにくい	国民健康・栄養調査

D 分子の把握方法

分子となる集団が備えるべき条件

検討対象とする疾病（健康障害）の厳密な定義づけを行うこと
1. 疾病（健康障害）の概念と定義づけ→診断基準の作成
2. 罹患患者か有病患者かの明確化

1. 分子の定義づけとその統一を行うためには，疾病の概念と定義を明確にした診断基準の作成が必要不可欠である．特に，複数の研究者が異なる地域や病院で疫学調査を行う場合に相互比較性を保つため，また，医師の主観や患者の訴えなどが診断の根拠となる場合に重要である．
2. 罹患患者（新たに発生した患者）を対象とするのか，有病患者（以前から受診している患者）も対象に含むのかを明確にする．

　※罹患患者は有病患者に比べ，回答に及ぼす発生時の状況に関する思い出しの影響は少なく，生活様式の変化の
　　影響も少ないため，できるだけ罹患患者のみを対象とする．

分子の把握方法

1. 統一された診断方法や診断基準
2. スクリーニング（ふるいわけ）
3. 疾病登録
4. 既存資料（例：死亡診断書，人口動態統計など）

1. 疫学研究では，異なった時期，異なった地域や病院で得られた成績の相互比較性（互いの成績を比較できうること）が必要となる．したがって，診断基準は調査者間で疾病の概念や定義を統一するために必要となる．
2. スクリーニング（ふるいわけ）は多人数の集団から，一見健康そうにみえていながら疾病に罹っている人々を効率的に選び出すための方法．二次予防，すなわち早期発見・早期治療を目的として行われる．
3. ある疾病が発生した場合，それを診察した医師から衛生関係当局への患者の届出に基づいて，登録が行われる．代表的なものに「がん登録」，「神経・筋疾患者登録（Remudy）」などがある．
4. 疫学研究に利用できうる統計資料として，人口動態統計，感染症発生動向調査，食中毒統計調査，国民健康・栄養調査，患者調査などがある．

参考表 分子と分母の選択方法のまとめ

分母（母集団，標本）	1. 観察しようとする集団（母集団）を代表していること 2. 集団全員が対象とする疾病に罹患する可能性をもっていること
分子（患者）	1. 罹患患者であることが望ましい 2. 診断基準に基づき診断された確実例であること 3. 分母と属性（性・年齢・地域など）の分布がほぼ等しいこと

E 信頼性と妥当性

1. 信頼性（reliability）
どれだけ測定が安定しているかを示す（いわゆる"バラつき"）．
例）検者間の一致，内的整合性

2. 妥当性（validity）
目的とする特性をどれだけ正確に測定しているかを示す．

3. 信頼性と妥当性の関係
測定においては妥当性のある尺度を使って，信頼性の高いデータを得ることが必要（図2）．

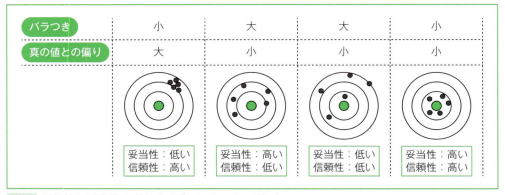

図2 信頼性と妥当性の考え方（ダーツのアナロジー）
的の中心を射ているか＝妥当性
誤差，バラつきがないか＝信頼性

誤差とは，実際に収集された調査結果と真実との間にある差のことである．
①系統誤差：データの収集方法が適切でないため，偶然によらない系統的に起こる一定の方向性をもった誤差．妥当性の低下につながる．バイアスや交絡が含まれる．
②偶然誤差：理想的な状況でも偶然に生じる誤差．信頼性の低下につながる．

F 疫学研究方法の種類（表3）

1. 観察研究（observational study）
曝露要因と疾病との関連を人為的な操作を加えることなく観察のみによって頻度，分布，関連を明らかにする研究方法．
①生態学的研究（ecological study）：集団を単位として，要因と疾病との関係を検討する方法
②横断研究（cross-sectional study）：ある一時点（断面）における要因と疾病の有無との関係を調べる方法，またはある一時点における疾病の頻度を調べる方法

③症例対照研究（case-control study）：疾病の有無別に過去における（後向き）要因への曝露状況を比較する方法

④コホート研究（cohort study）：要因曝露の有無・レベル別に疾病発生状況を比較する方法

2. 介入研究（intervention study）

人為的に要因を加えたり除いたりすることにより，その前後の疾病の発生や予後の変化を実験的に確かめる方法．

①臨床試験（clinical trial）：患者を対象に行う

例）介入群には新たな治療法を試み，対照群には従来の治療法を用いて治療効果の比較を行う

②野外試験（field trial）：地域内の健康な個人に対し，介入を行う

例）一般健康住民にポリオワクチン投与群と非投与群の間での小児麻痺の罹患率の効果を比較する

事業所での介入群では個別指導を行い，対照群では個別指導教材のみを渡し，循環器の危険因子の改善の程度を比較する

③地域介入試験（community intervention trial）：地域全体に対し，介入を行う

例）A 地区の水道水にはフッ素を混ぜ（介入群），B 地区ではフッ素を混ぜずに（対照群），両地区のう歯（虫歯）の発生率を比較する

表3　疫学研究方法の種類

研究方法	研究対象	時間的な視点	人為的な介入の有無
1. 観察研究			
a. 記述疫学	集団	横断的	無
b. 分析疫学			
①生態学的研究	集団	横断的	無
②横断研究	個人	横断的（現在）	無
③症例対照研究	個人	後向き（過去）が多い	無
④コホート研究	個人	前向き（将来）が多い	無
2. 介入研究			
①臨床試験	個人（患者）	前向き	有
②野外試験	個人（健常者）	前向き	有
③地域介入試験	集団（地域）	前向き	有

3. 臨床試験報告に使われるチェックリスト

①CONSORT Statement（声明）：CONSORT とは，Consolidated Standards of Reporting Trials の略語である．日本語では，「臨床試験報告に対する統合基準」と訳されており，ランダム化（無作為化）比較試験（randomized controlled trial：RCT）の論文の書き方についての指針あるいはチェックリストである．

②STROBE Statement（声明）：STROBE とは Strengthening the Reporting of Observational Studies in Epidemiology の略語である．観察研究で何が計画され，実際に何

が行われ，そして，何が発見されたのかに関わる明確な報告を強化することを目的
としたもので，著者が観察研究の報告の質を向上させるために有用なチェックリス
トである．チェックリストの各項目は論文の「タイトル（title）」，「抄録（abstract）」，
「緒言（introduction）」，「方法（methods）」，「結果（results）」および「考察（discussion）」
から構成されている．

G　疾病の発生原因追究のための手順

疫学の主な目的とその手順

1. 問題の大きさ，分布を明らかにすること
2. 仮説の設定（疾病の発生と関連する要因の予測）
3. 関連する要因の解明（病因を含めた環境と宿主の関与を明らかにする）
4. 対策の樹立，効果の検証

　これまでの疾病の発生機序は，宿主，病因，環境の3つの交互作用から検討されてきた
が，これは感染症時代の古典的モデルである．だが，病因は当然，環境の一つである．し
たがって，生活習慣病時代といわれる現在では，疾病の発生機序を病因を含めた環境と宿
主との交互作用から説明したほうがよい．

疾病の発生状況の把握から原因追究までの具体的な手順（図 3）

目的の設定→「観察から分析，実証，そして結論へ」

段階	内容	研究方法	関連する指標
目的の設定	ある集団にて多発する疾病の発生要因を知り，疾病予防に役立てる		
観察から（問題の大きさの把握，危険因子の抽出）	患者（分子）の特徴の観察に基づいて　↓　仮説の設定（原因探求のてがかり）へ　（原因は何だろう→容疑者の割り出し）	記述疫学	死亡率　罹患率　有病率　年齢調整死亡率
分析へ（危険因子の検証）	仮説の検証　要因と疾病との関連性の検討から　↓　因果関係の推理へ　（これが原因だろう→真犯人の特定）	分析疫学	相対危険度　寄与危険度　オッズ比
実証へ（危険因子の同定）	関連が認められた要因を個人・集団に意図的に適用・除去することで疾病との関連を実験的に確認する　↓　因果関係の決定へ　（原因に間違いない→真犯人の確定）	介入研究	
結論	発生要因の特定		

図3 目的の設定から結論までの手順

疫学のサイクル

疫学のサイクルとは，疾病の特性の記述から仮説が設定され，一定の手法に従って分析が行われ，また仮説を設定するという一連の作業をいう（図4，表5）．

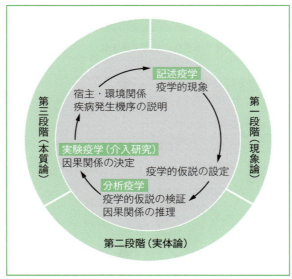

図4 疫学のサイクル

表5 疫学の段階

段階	研究方法	研究内容
第一段階（現象論）	記述疫学	集団における健康事象や疾病の発生状況を人・時間・場所の視点から観察記述し，それらの特徴の中から，発生要因に関する仮説の設定を行う
第二段階（実体論）	分析疫学	記述疫学研究で得られた仮説の検証を行い，因果関係を推測する
第三段階（本質論）	介入研究	対象者を意図的に操作することにより，分析疫学研究で得られた容疑要因が真の危険因子であるかの実験的な検証を行う

レポート課題
1. 疫学において標本が母集団を代表することの必要性について考えてみましょう．
2. 対象者の選定における無作為抽出の長所と短所を調べてみましょう．
3. 疫学調査と一般の調査の間で分母と分子の特徴を比較してみましょう．
4. 調査方法の長所と短所についてまとめてみましょう．

5章 記述疫学

A 定 義

集団における疾病分布の特徴（人，場所，時間）に関する正確な記述に基づき，①疫学特性を解明し，②発生要因に関する仮説の設定を行うこと

記述疫学とは，人間集団中の疾病の頻度と分布を人，場所，時間別に観察する研究であり，疫学調査の第一ステップである．つまり，疾病（健康障害）の発生予防に関する対策を策定するためには，何よりも疾病に関する疫学特性，すなわちその疾病の発生状況の頻度と分布の特徴に関する情報を得る必要がある．そこで，まず疾病に関してだれが罹患しているのか（人），発生はどこで（場所），いつ起きたのか（時）について詳細かつ正確な観察・記述を行い，それに基づいて発生要因の仮説（疾病との関連を疑いうる要因）の設定が行われる．

B 主な記述要因とその目的

1. 人（だれ）：疾病の発生頻度を人の特性（性，年齢，人種など）別に観察
2. 場所（どこで）：疾病の発生頻度を地域別に観察
3. 時（いつ）：疾病の発生頻度の時間的（期間的）な観察

1. 人（だれ）

- 性，年齢（この2つは基本かつ重要な要因）
- 人種，遺伝，両親の年齢，家族歴など

2. 場所（どこで）

疾病発生異常の場所による差の観察

——→疾病の地理的分布を調べることは多くの病因仮説，疾病予防対策策定に重要

- 国際比較，国内比較（地方，都道府県，市区町村，メッシュなどの単位）
- 南北差，都市・農村差など

地域集積性（disease cluster）：疾病の頻度が周辺の地域より多発していること

3. 時（いつ）

時間的傾向，集中発生，周期的変化などの観察

- 年次変化
- 趨勢（長期）変化：数年から数十年の長期間にわたる変化
- 周期変動：特定の周期で生じる変動
- 季節変動：変動が月または季節単位

時間集積性（time cluster）：疾病が特定の時期に多発していること

C 記述的研究の例

記述的研究として，仮説設定の糸口をつかむことのできた実例を以下に示す．

1. 「人（だれ）」に関する要因
例1）クローン病の性・発病時年齢階級別による医療受給者数（図1）

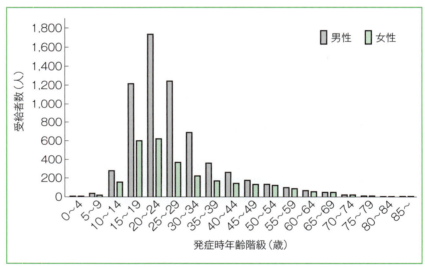

図1　クローン病の性・発病時年齢階級別による医療受給者数
（厚生労働科学研究難治性疾病克服研究事業 特定疾患の疫学に関する研究班：電子入力された臨床調査票に基づく特定疾患治療医療受給者報告書，2005より引用）

性差では女性に比べ男性で高く，発病時年齢では男性では約7割が，女性では約6割が10歳代に発病していた．
　仮説：性，年齢によりその発症に関する背景要因が異なるのではないか．

例2）人口規模別乳がん年齢調整死亡率（図2）
　人口規模の大きい都市ほど乳がんの死亡率は高い．
　仮説：女性における都市型の生活様式（高脂肪食，晩婚化など）が関係するのではないか．

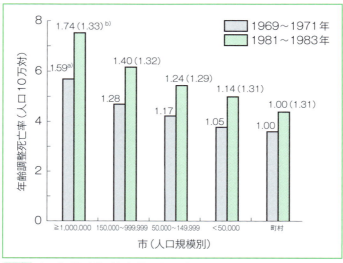

図2 人口規模別乳がん年齢調整死亡率

a) 町村の死亡率に対する比
b) 1981〜1983年の死亡率／1969〜1971年の死亡率
(Kato I et al：Relationship between westernization of dietary habits and mortality from breast and ovarian cancers in Japan. Jpn J Cancer Res 78：349-357, 1987 より引用)

2.「場所（どこで）」に関する要因

例）脳血管疾患の国別比較（図3）および都道府県別分布（図4）

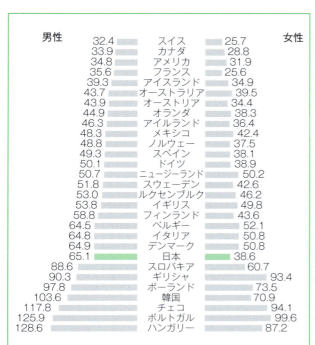

図3 OECD諸国における脳血管疾患死亡率の国別比較

死亡率は標準化死亡率（人口10万人当たり），男性の低い順．トルコはデータなし．2005年以外の年次の国は，ベルギー（1997年），デンマーク（2001年），オーストラリア・イタリア・ポルトガル（2003年），カナダ・ニュージーランド・スウェーデン（2004年）．
(OECD Health Data 2008, Data last update：June 08, 2008 より作成)

図3では男性についてはOECD諸国内29ヵ国中8位と高かったが，女性では低いほうに位置していた．

図4では，高率県は東北，関東北部に，低率県は西日本に集中し，いわゆる東高西低の傾向を示している．

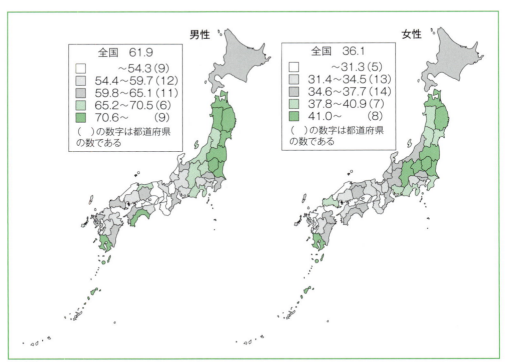

図4 都道府県別にみた脳血管疾患の年齢調整死亡率（人口10万対）の比較
（厚生労働省：平成17年都道府県別年齢調整死亡率の概況より引用）

仮説：国別，都道府県別比較から，その背景には食生活，寒冷などの環境要因の違いが関係しているのではないか．

3.「時（いつ）」に関する要因
例）乳がんの動向（図5）

乳がんの粗および年齢調整罹患率とも増加傾向にある．

年齢階級別罹患率は年次的にも30歳以降のすべての年齢群で増加傾向にある．

仮説：食生活の欧米化（高蛋白・高脂肪食の傾向）や女性の社会進出が関係するのではないか．

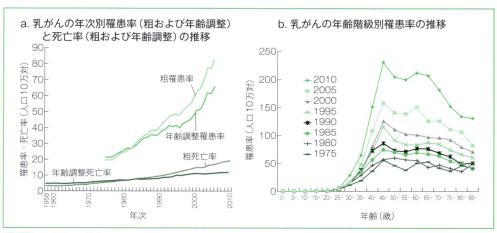

図5 乳がんの動向
[国立がん研究センター：がん情報サービス「がん登録・統計」(http://ganjoho.jp/reg_stat/index.html)（最終アクセス2018年8月2日）より作成]

D 仮説の設定方法

1. 既知の具体的事実に基づく，要因の共通性や相違性の検討（相違法，一致法）
2. 疾病の頻度あるいは分布の変化に伴う，同時に変化する要因の検討（同時変化法）
3. 既知の疾病の発生時期，分布との類似性の検討（類似法）

　記述疫学の結果を検証することで，仮説を設定することができる．
　1，2は個々の具体的事実を総合して，一般的な原理原則を推察する方法であるため帰納的推理法という．1の方法は「あり」か「なし」かの性質を捉える定性的方法であり，2の方法はどれぐらい「増えた」か，「減った」かの量的概念の入った定量的方法である．3の方法は1，2と異なり，一般的に認められている定説から，特殊な理論や事実を推論する演繹的推理法という（表1）．設定した仮説を検証するには，後述の分析疫学や介入研究を行うことになる．

5章 記述疫学

表1 仮説設定方法の概要と具体例

方法	概要	具体例	
1-1. 一致法（図6）	ある共通の要因が，ある疾病に関係する種々の状態で認められる場合，その要因がその疾病の原因である可能性があると考える方法	結核は患者との接触，過密居住などと関係があり，共通要因として呼吸器による感染機会が考えられる	帰納的推理法
1-2. 相違法（表2）	2つの集団間で，ある疾病の頻度に差がある場合，ある要因が一方で認められ他方で認められない場合，その要因の存在あるいは欠如がその疾病の原因である可能性があると考える方法	脳出血死亡率がA地区で高く，B地区で低いが，両地区の差は食塩摂取量だけであった．この場合，食塩摂取量が脳出血の原因である可能性がある（横断研究）	
2. 同時変化法（図7）	ある集団内で健康問題の発生頻度の変化と同時に，頻度や質が変化する要因があれば，それがその疾病の原因である可能性があると考える方法	世界各国の冠動脈疾患の死亡率と種々の食事摂取量のうち，関連性の高いもの（たとえば，飽和脂肪酸摂取量）を仮説要因として取り上げる（横断研究）	
3. 類似法（図8）	ある健康問題の分布が，今までのよく知られた健康問題の分布に非常によく類似している場合，両者に共通した原因の存在の可能性を考え，類似点を見つけ出す方法	川崎病（小児急性熱性皮膚粘膜リンパ節症候群）の年齢分布（1歳前後がピーク）はポリオ（急性灰白髄炎）と類似していた．そこで，川崎病はポリオのようにかなり普遍的に存在する病原体による感染が関係するのではないかと推定された	演繹的推理法

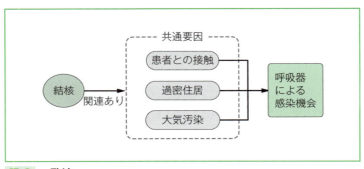

図6 一致法

表2 相違法

	A地区	B地区
脳出血死亡率（人口10万対）	30	5
食塩摂取量（g）	15	8
脂肪摂取量（g）	55	50
蛋白質摂取量（g）	75	70

A地区とB地区の差は，食塩の摂取量だけである．

D 仮説の設定方法

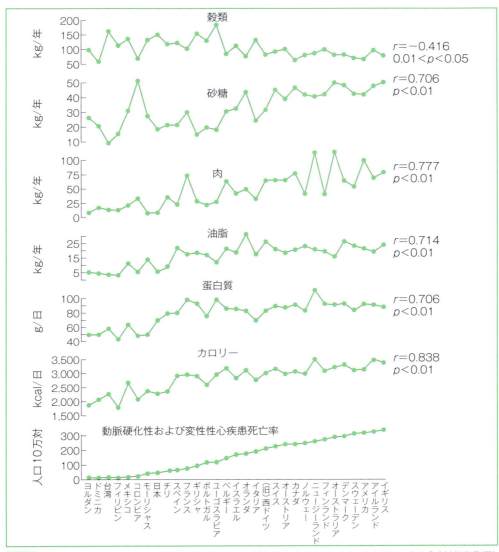

図7 同時変化法（世界各国の動脈硬化性および変性性心疾患死亡率と1人当たりの食料純消費量）
r：相関係数，p：有意性
[加藤孝之ほか：循環器疾患，秋山房雄ほか（編），金原出版，東京，p33, 1973 より引用]

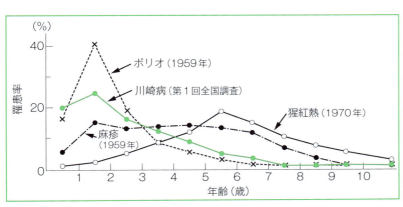

図8 類似法（川崎病と主な感染症の年齢分布比較）

[重松逸造ほか：川崎病（MCLS）研究の歩み，川崎富作ほか（編），近代出版，東京，p7, 1976 より引用]

5章 記述疫学

> **✏ レポート課題**
>
> 1. 1965年頃をピークに以後低下している脳血管疾患の死亡率へ，記述疫学が果たした役割を調べてみましょう．
> 2. 興味のある疾患に関する記述疫学特性を調べてみましょう．

6章 分析疫学

A 定　義

　分析疫学とは，記述疫学などから得られた，関連があると疑われる要因（仮説要因）と疾病との間の統計学的関連を確かめ，その要因の因果性の推定を行う方法であり，仮説の検証を主な目的とする．記述疫学で明らかにした4つのW（When，Whrere，Who，What）から，Whyを追究しようとするものである．

B 種類と特徴

　分析疫学には症例対照研究，コホート研究などと，横断研究と生態学的研究がある．横断研究と生態学的研究は，仮説設定に用いられることが多い．

1. **生態学的研究**：疾病と関連する要因を地域または集団単位で検討する方法
2. **横断研究**：疾病と要因の保有状況を同時に調べる方法
3. **症例対照研究**：疾病の原因を過去にさかのぼって追究する方法
4. **コホート研究**：将来に向かって問題とする疾病の発生を観察する方法

　症例対照研究とコホート研究の共通点は因果関係の推定ができることにあるが，相違点は，調査時点において既知の情報が何か，どのような情報を収集するのかという点である．症例対照研究では既知の情報は疾病の有無で，収集する情報は過去の生活習慣であり，一方，コホート研究は曝露要因の有無は既知で，収集する情報は疾病の発生の有無についてである．また，稀な疾病でも実施できるのは症例対照研究で，稀な曝露でも調査でき，疾病の発生頻度を直接算定できるのはコホート研究である．

　症例対照研究と横断研究の目的は，疾病と要因の関連性を明らかにするという点で共通である．しかし，両者は因果関係の推定の可否という点で異なる．すなわち，症例対照研究では過去の情報を収集することにより因果関係の推定が可能であるが，横断研究では断面での関係の検討を行うため，その解釈には注意を要する．

　以上，症例対照研究とコホート研究，横断研究の比較を表1に示す．

6章　分析疫学

表1　分析疫学の種類と特徴

	症例対照研究（後向き研究）	コホート研究	横断研究
定義	ある疾病に罹患した群（症例群）と罹患していない群（対照群）を設定し，両群における過去の生活習慣の状況を比較する方法	目的とする疾病に罹患していない集団を対象として，仮説で設定された要因を保有する曝露群と保有しない非曝露群を同定し，この両群から将来における疾病発生状況を比較する方法	ある集団の，ある一時点での疾病の有無と要因の保有状況を同時に調査し，その関連を明らかにする方法
基本的な考え方	例：肺がん患者（症例）と肺がんでない人（対照）の間で，過去の喫煙状況を比較し，肺がんと喫煙の関係を調べる	例：喫煙者と非喫煙者を追跡し，両群間で肺がんの発生状況を比較する	例：肥満者と運動習慣との関連を調査する
調査の時間軸	過去	将来	現在（一時点）
最初の視点	疾病の有無	曝露要因の有無	疾病の有無と曝露要因の有無（同時に調査する）
疾病と要因の時間関係	あり（疾病罹患は現在，要因の曝露は過去）	あり（要因は現在，疾病罹患は未来）	なし（要因曝露，疾病罹患ともに調査時点：断面調査）
調査時点での疾病の有無	既知（症例群が設定されるため）	既知（目的とする疾病が設定されるため）	既知
調査時点での曝露要因の有無	不明	既知（曝露群と非曝露群が設定されるため）	既知
曝露要因の信頼性	低い（過去にさかのぼって情報を収集するので，記憶による偏りが入りやすいため）	高い（調査時に関連要因の有無が判明しているため）	高い
結果の信頼性	低い（記憶に頼るため）	高い（曝露要因と疾病発生の間に時間的順序が成立しているため）	高い
研究対象の選択における人為的な影響	大きい（症例・対照とも選択）	小さい	小さい～大きい
調査における人為的な影響（バイアス）	大きい（調査時にバイアスが入りやすいため）	小さい（追跡中は介入がなく観察のみが行われるため）	小さい～大きい
リスクの評価方法	オッズ比	相対危険，寄与危険，罹患率	有病率，オッズ比
相対危険	近似値の推定（オッズ比）は可	直接計算できる	計算可
寄与危険	計算不可	直接計算できる	計算可
研究期間	短い（症例の収集が基本であるため）	長い（疾病の発生を追跡観察するため）	短い
対象人数	少ない	多い	少ない～多い
費用・労力	小さい	大きい（大集団を長期間観察するため）	小さい

（次頁へ続く）

48

（続き）

	症例対照研究（後向き研究）	コホート研究	横断研究
脱落	なし	あり	なし
因果関係の推定	可	可	不可
関連要因の解明	可	可	可
対策への貢献	可	可	可
複数疾病の評価	不可（単一疾患のみ）	可	不可
複数要因の評価	可（複数の要因の評価が可能）	不可（調査時に設定した単一要因のみ）	可
稀な疾病の研究	可（調査対象が目的とする疾病に罹患した者であるため）	不可（多数の母集団が必要．たとえば，要因曝露群で10人の患者の発生を期待するなら100万人の母集団が必要）	患者集団であれば可，一般健康集団であれば不向き
稀な曝露要因の調査	不可	可	可
情報の収集方法	面接法，質問票法	追跡調査（罹患・死亡情報の収集）	面接法，質問票法
収集する情報	過去の曝露要因の有無 症例：疾病発生前の一時期（例：5年前） 対照：症例と同一時期（症例に5年前のことをたずねるのであれば，同様に5年前のことをたずねる）	疾病発生（罹患・死亡）の有無	調査時点での疾病の有無と要因の有無
分子	明確な診断基準に該当すること，新発生例，臨床的に診断された確実例	要因曝露群（例：喫煙群）	有病例や不確実例（疑い例や自己申告例）も含まれる
分母	分子と属性が一致した集団	要因被曝露群（例：非喫煙群）	対象とする疾病の有病者を含む調査対象全員

📝**レポート課題**
1. 疫学調査の中での分析疫学の役割を調べてみましょう．
2. 症例対照研究とコホート研究の長所と短所を調べてみましょう．

6章-1 生態学的研究と横断研究

A 生態学的研究

　生態学的研究とは，分析の対象を個人でなく，地域または集団を単位（国，都道府県，市区町村）として，異なる地域や国の間での要因と疾病の関連の有無を検討する方法である．

　一般的に，データは既存の資料を用いて行われることが多いので，資料収集がしやすく，稀な疾患や稀な要因についても調査は可能である．たとえば，各県の脳血管疾患の死亡率と1日平均の仕事時間の資料を用いて，わが国における脳血管疾患の死亡率と仕事時間との関連を調べることができる．さらに，疾病の原因が明らかになっていないときや，文化や民族，気候などの分布と疾病との関連を検討する場合に有用な方法である．たとえば，脳血管疾患の死亡と気温の関係を調べるときに，平均気温を用いてその関係を調べることもできる．その関連の有無や程度の評価には，一般的に相関係数が用いられる．したがって，相関研究（correlation study）とも呼ばれる．この相関研究は単独の要因だけでなく複数の要因との関連の検討も可能である．

　一方，生態学的研究はもともと集団レベルで要因と疾病の関連を検討する方法であるため，集団レベルで関連が認められたとしても，個人レベルではその関連が必ずしも当てはまるわけではないという欠点をもつ．これを生態学的錯誤（ecological fallacy）という．たとえば，高血圧の有病率と食塩摂取量との関連を調べたところ，この2つの要因の間に正の相関が得られたとする．この結果から，食塩摂取の多い人は血圧が高くなる危険性があると推論することが誤りであることもある．食塩摂取が少なくても血圧が高い人もいるように，集団レベルでの関連が必ずしも個人に当てはまるわけではない．

　このような問題の生じる背景には，食塩摂取の高血圧に対するリスクを個人レベルで検討した研究でないということがある．したがって，生態学的研究で得られた推論が個人にも当てはまるかどうかを調べるためには，あらためて個人単位での調査を行う必要がある．さらに，疾病と要因の関連に存在する交絡因子（p83，9章「バイアスと交絡」参照）に関する情報が欠如しているために，観察された関連は他の要因による見かけ上の関連である可能性もある（表1）．

表1　生態学的研究の利点と欠点

利点	1. 既存の資料を用いることが多いため，調査が比較的容易でかつ経済的 2. 特定の原因が明らかでない疾病についても調査可能 3. 特性の異なる多くの集団からデータを集めると，曝露の変動幅を大きく確保できる
欠点	1. 既存のデータを用いるため，要因の曝露の程度や社会経済的要因の情報の入手が困難 2. 集団で認められた関連が，個人単位では認められない生態学的錯誤が生じる 3. 集団を解析の単位とするため，交絡因子の調整が困難

生態学的研究には，以下の2つの方法がある．

① 1つの調査時点において，異なる地域や国の間で要因と疾病の関係を検討する方法
　例）都道府県別脳血管死亡率と食塩摂取量平均値との関係
　　　都道府県別100歳以上の高齢者（百寿者）の割合と平均気温，病院数などとの関係

② 1つの国や地域を対象として，時間的な変化から要因と疾病の関係を検討する方法
　例）同一地域において，長期間にわたり血清総コレステロールと虚血性心疾患の死亡率を観察し，虚血性心疾患の危険因子としての血清総コレステロールの影響を調べる．

生態学的研究の例

例1）地域別にみた食塩摂取量と高血圧の頻度との関係の調査（図1）

この結果から，両者の間に食塩摂取量が高いほど高血圧の頻度が高いという"関連"が示され，食塩の過剰摂取が血圧の上昇をまねくという仮説設定がされた（同時変化法；p43，5章-D「仮説の設定方法」参照）．

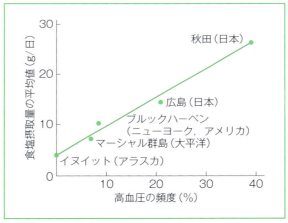

図1　高血圧の頻度

（Dahl LK：Possible role of chronic excess salt consumption in the pathogenesis of essential hypertension. Am J Cardiol **8**：571-575, 1961 より引用）

例2）47都道府県の65歳以上平均余命と気候的・人口学的・社会学的要因との関係の男女別比較（表2）

47都道府県の65歳以上平均余命は，男女とも地域の保健師数，余暇時間と有意な正の相関関係を認めた．

男女別では，男性は余暇時間のうち運動に使う時間と地域のボランティア活動に使う時間と，女性は趣味に使う時間と教養や知識の享受に使う時間と有意な正の相関関係を認めた．

6章-1 生態学的研究と横断研究

表2 47都道府県の65歳以上平均余命と気候的・人口学的・社会学的要因との関係の男女別比較

要因	相関係数	
	男	女
平均気温（℃）	0.04	0.21
65歳以上割合	0.12	0.26
第一次産業従事者割合（%）	−0.18	0.20
第三次産業従事者割合（%）	0.18	0.10
所得	−0.11	0.19
全予算に占める老人福祉費の割合（%）	0.22	0.17
保健師数（10万対）	0.36*	0.40**
病院数（10万対）	0.05	0.38*
労働時間数（時間）	−0.07	−0.04
余暇時間数（時間） 　運動に使う時間 　趣味に使う時間 　教養や知識の享受に使う時間	0.41* 0.44* 0.15 0.16	0.31* 0.12 0.38* 0.46**
地域でのボランティア活動に使う時間	0.36*	0.14

* $p < 0.05$, ** $p < 0.01$

（Okamoto K：Life expectancy at the age of 65 years and environmental factors；an ecological study in Japan. Arch Gerontal Geriatr **43**：85–91, 2006 より引用）

B 横断研究

　横断研究とは，ある集団の，ある一時点での疾病（健康障害）の有無と要因の保有状況を同時に調査し，その関連を明らかにする研究方法である．横断研究では要因と疾病の関連を評価するため，疾病の罹患率ではなく疾病の有病率が用いられる．

　横断研究は，一時点における要因と疾病との関連の有無を調べる方法であるので，たとえ関連が認められたとしても，その要因が疾病の発生の前に起こっているのか後に起こっているのか明確でない．そのため，その要因が疾病の原因であるという因果関係を確定することはできない．

　したがって，横断研究では疾病の有無と何らかの要因の関連の有無を明らかにすることはできるが，時間的な前後関係を必要とする因果関係の有無を結論づけることはできない．横断研究は原則として，仮説設定の域にとどまるものである．

　さらに，検討対象要因と関連する他の要因が，真の要因のこともある．このとき，検討対象要因はその要因のマーカーとなっていることもある．たとえば，高齢者において肥満と運動習慣の頻度の関係を調べたところ，肥満者と運動習慣には負の関連が認められ，一方 ADL（日常生活活動度）は運動習慣の頻度とは正の，肥満と負の関連が認められたとする．この場合，実際に肥満と関連しているのは ADL であって，運動習慣の頻度は，ADL

すなわち生活の活動性のマーカーであった可能性も考えられる（表3）.

表3 横断研究の利点と欠点

利点	1. 研究期間が短く，経済的 2. 調査が比較的容易で，多くの対象者に対し，多要因に関する調査が可能
欠点	1. 疾病と要因の時間的な前後関係が不明なため，因果関係の推測が困難 2. 慢性疾患では疾病罹患前の要因ではなく，疾病罹患により変化した要因との関連を検討している可能性あり 3. 研究対象要因が必ずしも真の要因ではなく，それと関連する他の要因が真の要因となることもある

横断研究の例

例）健康診断受診者における運動習慣と肥満度との関係（仮想）

健康診断受診者における運動習慣と肥満度との関係について調べた結果，運動習慣のない者は，肥満者の割合の高いことが認められた（表4）.

表4 肥満者と運動習慣との関連（仮想）

調査時の運動習慣	肥満度		計	オッズ比	95%信頼区間
	肥満群（BMI≧25）	正常群			
なし	360人 （30.0%）	840人 （70.0%）	1,200	1.71	[1.36～2.17]
あり	120人 （20.0%）	480人 （80.0%）	600		
計	480	1,320	1,800		

しかしこの結果から，すぐには運動習慣のないことが肥満の危険因子であるという結論は出せない．その理由は，これはあくまで健康診断というある一時点での関係であるため，運動習慣がなかったから肥満になったのか，肥満だから運動しないのかを区別することができないからである.

運動習慣と肥満の因果関係を結論づけるためには，過去に運動習慣のなかった者に肥満者の発生が多いことを確認することが必要である.

レポート課題

1. 症例対照研究と横断研究の違いについて調べてみましょう.
2. 仮説の設定における横断研究と生態学的研究の役割について考えてみましょう.

6章-2 症例対照研究

A 概要

疾病の原因を過去にさかのぼって探そうとする研究で，目的とする疾病（健康障害）の患者集団とその疾病に罹患したことのない人の集団を選定し，仮説が設定された要因に曝露された者の割合を両群で比較する観察研究方法である．要因のリスクの評価はオッズ比，寄与危険割合で行う．

B 定義

症例対照研究（case-control study）は，疾病の原因を過去にさかのぼって探そうとする研究で，図1に示すように，観察の流れは時間の流れとは逆である．研究対象とする疾病Yの患者集団（症例群 case）と疾病Yに罹患したことのない人の集団（対照群 control）を選定し，仮説が設定された要因Xに曝露された者の割合を両群で比較する観察研究方法である．要因Xと疾病Yとの統計学的関連を検討したり，仮説が設定された多くの要因がある場合には，その中から正しいものを選択するのに用いられる．

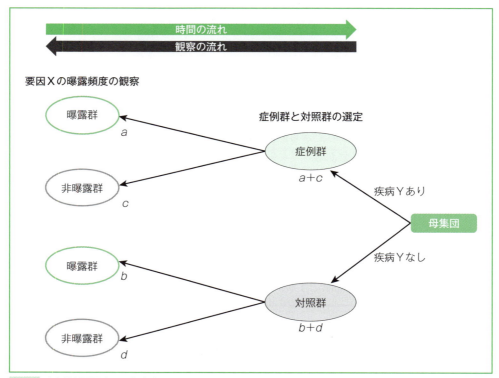

図1 症例対照研究のデザイン

症例対照研究における患者の割合は研究者が任意に決めたもので，一般集団における患者の割合は反映していない．したがって，疾患の罹患率や死亡率に関する情報を得ることはできず，相対危険は算出できない．しかし，以下の2つの条件，

①疾病の頻度が低い

②症例が母集団における全患者を代表し，対照が母集団を代表している

のもとでは，相対危険の近似値であるオッズ比を求めること（p23，3章-B「頻度の比較」参照）ができるので，因果関係の推定を行うことが可能である．

症例対照研究では，罹患率や死亡率に関する情報が得られないので寄与危険は計算できないが，寄与危険割合はオッズ比から求めることが可能である．

C 症例対照研究の分析

症例対照研究の結果は，四分表（表1）にまとめられる．

表1　四分表（2×2分割表）

	症例群（疾病 Y あり）	対照群（疾病 Y なし）
曝露（要因 X あり）	a (X_1)	b (X_0)
非曝露（要因 X なし）	c (N_1-X_1)	d (N_0-X_0)
計	$a+c$ (N_1)	$b+d$ (N_0)

X_1：症例群で要因ありの者，X_0：対照群で要因ありの者，N_1：症例群全体，N_0：対照群全体

症例群の場合，要因 X の曝露ありの割合が $a/(a+c)$，曝露なしの割合が $c/(a+c)$ である．したがって，要因 X の曝露オッズは $\{a/(a+c)\} \div \{c/(a+c)\} = a/c$ である．同様に，対照群の場合の要因 X の曝露オッズは b/d となる．したがって，症例群の要因 X の曝露オッズと対照群の要因 X の曝露オッズの比（オッズ比）は $(a/c) \div (b/d) = (a \times d)/(c \times b)$ となる．

D 症例の選定

研究対象とする疾病の定義を明らかにしたうえで，決められた期間内に特定の医療機関を受診した患者やあらかじめ設定された調査対象地域でその疾病に罹患した者で，条件に合った者を収集する．症例の選定のための罹患情報の収集は研究開始時点から将来に向かって行う（例：研究開始後に心筋梗塞に罹患し，入院した患者を症例にする）ことも過去に向かって行う（例：研究開始以前に心筋梗塞に罹患し，入院した患者の情報を診療記録から収集し，症例にする）ことも可能である．

特定の医療機関の患者から症例を集めることは比較的容易であるが，患者の選択に偏りがあるかもしれない．新規発生の患者の中には，①医療機関を受診しない者，②別の医療

機関を受診した者，③診断前に死亡する，あるいは疾病が軽快する者があり，これらの者は特定の医療機関の患者には含まれないからである．一方，特定集団から発生した全患者を集め，この患者を症例として，症例対照研究を行うと選択による偏りは生じにくい．さらに，罹患率の算出も可能である．

症例対照研究の症例群は，調査の目的に応じたものであれば，地域の全症例（たとえば北海道の全症例）を代表していなくても，症例群の母集団に応じた適切な対照群を選べば，症例対照研究の妥当性は侵されない．ただし，その結果は研究対象となった集団の結果であって，調査地域（北海道）の結果として一般化できないという問題が生じる．

さらに，①一定期間内の新規発生例（罹患例）のみにするのか，有病例も含めるのか，②生存例のみにするのか，死亡例も含めるのか，を決めなければならない．

希少疾患のように発症率が低い疾患を研究対象とする場合，有病例を症例に含めないと症例数の確保が困難な場合があるが，因果関係の究明には新規発生例のほうが望ましい．症例の選択に関するバイアスは p83，9 章-A「選択バイアス」を参照されたい．

E 対照の選定

症例対照研究では対照の選定が研究の成否を決定する．不適切な対照の選定により，しばしば誤った結果が導かれる．症例の母集団と対照の母集団は同一であることが望ましい．

病院対照：症例と同じ病院の入院患者や外来受診者

①病院受診者については受診者名簿，入退院名簿などが完備しているので選定が容易
②症例群と同程度の協力が得られる
③症例群と同様の診療検査情報や血液などの生体試料が得やすい
④病院の患者なので，曝露要因に対する記憶の偏りが症例群と同程度と考えられる
などの利点がある．しかし，対照となったすべての疾病が症例となった疾病と同じ条件で受療しているとは限らないので，集団選択の偏りを最小にするために，選定に当たっては特定の疾病に集中しないように努める必要がある．また，仮説にあげた曝露要因と関連のない疾病を対照として選ぶよう注意しなくてはいけない（例：膠原病を症例するときは，気管支喘息など免疫が関係する疾病を対照にしない）．

健康者対照：一般住民

症例が収集されたのと同じ一般集団（健康者）の中から，無作為に対照を選ぶ．症例と同一住所地の住民台帳，選挙人名簿，電話帳から選ぶことが多い．代表性はあるが，
①対照の選定に当たっての作業量が多く，時間と費用がかかる
②健康である人は疾病に対する関心が薄いので，食事の内容など疾病と関連する経験について症例群ほどよく覚えていない可能性があり，曝露要因に対する記憶の偏りが症例群とは異なる
③情報収集に際し，拒否する人が出やすい

④電話帳記載者の場合，記載者の特性の影響を受ける

などの欠点がある．

　一方，住民健診の参加者を対照にしようとする場合，目的外使用について許可を得る必要があり，情報収集上の制約が多い．住民健診のための質問票では，調べたい疾病と関連する質問項目が必ずしも含まれておらず，新たに質問項目を追加する場合でも住民健診の流れを妨げないように追加する必要がある．慢性疾患で通院加療中の人や体調不良のため健診に参加できない人や，健康意識が低いために健診に参加していない人が含まれていない可能性がある．

　特別な例として，症例の親族，隣人，職場の同僚，学校の同級生などから選ぶ場合もある．この場合，①対照の選定が容易，②曝露情報の記憶は良好，③調査への協力は良好，といった利点がある反面，曝露要因への分布や住居地に偏りがみられたり，経済水準が症例群と類似しているなどの母集団からの偏りがみられることがある．

　対照の選択に関するバイアスは，p83，9章-A「選択バイアス」を参照されたい．

COFFEE BREAK

①性・年齢・居住区をマッチさせた地域住民を対照とする症例対照研究

　Fukuoka Heart Study では心筋梗塞の発生要因を検討するために，福岡市と近郊の 22 医療機関に入院した急性心筋梗塞患者を症例とし，地域住民を対照として多施設共同の症例対照研究を行った．

　住民台帳に基づき，心筋梗塞患者 1 人に対して性別，年齢（症例との違いが 3 歳以内），居住区を合わせて心筋梗塞の既往のない住民対照 2 人を選んだ．手紙で協力を依頼し，回答が得られない場合には電話で依頼を行った．

　対照の候補となりながら研究に参加しなかった者は，協力拒否のほかに，死亡，心筋梗塞の既往，宛先不明，電話帳非記載があり，実際に対照となった者は 50％であった．このため，研究参加者と不参加者の特性の違いをチェックする目的で不参加者の一部（ある期間内の不参加者）を対象として，不参加者の特性を調べる簡単な調査を行った．そして対応する期間内の参加者と比較することで，参加者と不参加者とで喫煙，飲酒，高血圧，糖尿病，脂質異常症などの特性にほとんど差がないことを確認した．

（Miyake Y et al：Risk factors for non-fatal acute myocardial infarction in middle-aged and older Japanese. Jpn Circ J **64**：103-109, 2000）

②性・年齢（学年）をマッチさせた小児の友人を対照とする症例対照研究

　三種混合ワクチンの百日咳予防効果を検討するため，千葉県，埼玉県，三重県，佐賀県，福岡県の 5 つの病院で，新たに百日咳を診断された小児を症例とし，その友人を対照として多施設共同の症例対照研究を行った．症例と性別，年齢が同じ（症例と年齢または学年が同じ）で，症例が百日咳と診断された時点からさかのぼって 1 ヵ月間までの間に，1 週間以上持続する咳がない小児を対照として選んだ．データに欠損がある者や百日咳の既往のある小児を除外し，症例 55 例と対照 69 例で解析を行った結果，三種混合ワクチンは百日咳に対して予防効果を有することが明らかになった．友人対照は学校や放課後にすごす場所，通っている学習塾など百日咳に対する曝露の機会が症例と類似していると考えられるので，ワクチンの効果判定には有用な対照の選定方法の一つと考えられる．

（Ohfuji S et al：Control selection and confounding factors；a lesson from a Japanese case-control study to examine acellular pertussis vaccine effectiveness. Vaccine **35**：4081-4085, 2017）

※ p84，9 章-B「情報バイアス」も参照されたい．

マッチング

特定の要因への曝露状況が症例群と同じになるように，対照群を選ぶ方法である．

注意点として，マッチングした要因の影響は評価できない．症例対照研究では症例と対照をそのまま粗分析すれば，新たな交絡を生むので，分析の際にはマッチングした要因で層別して分析するか，ペアで分析する必要がある．

マッチングについての詳細は，p90, 9章-D「交絡因子の制御方法」も参照されたい．

1. ペアマッチング (pair matching)（図2a）

個々の症例とマッチさせようとする要因に対する曝露状況が同じ対照を，対にして選ぶ方法である．一症例に対する対照の人数が多くなると仮説検証の検出力は高まるが，1：4以上にしてもあまり効果は変わらない．年齢を症例と対照でマッチさせる場合を例にとると，

①症例との年齢の違いがあらかじめ決めた範囲の者（カリパーマッチング）
②症例と同じ年齢階級の者（層化マッチング）
③症例ともっとも近い年齢の者（至近例マッチング）

を対照として選ぶ3つの方法がある．

2. 非ペアマッチング (non-pair matching)（図2b）

マッチさせようとする要因について，曝露状況の頻度や曝露量の平均値が症例群と対照群で同じになるようにする．

性や年齢をマッチさせる場合を例にとると，女性の割合や年齢の平均値が症例群と対照群で同じになるようにする．

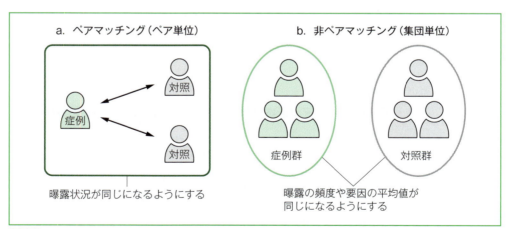

図2 ペアマッチングと非ペアマッチング

F 情報の収集

　各症例と対照からインフォームド・コンセントをとった後，種々の曝露情報などを症例と対照から同様に収集する．両群とも同じ基準で収集し，症例群だけ特に詳しく調べることがあってはいけない．

情報収集方法の原則

　要因 X の曝露に関する情報は現在（研究開始）から過去にさかのぼって収集するが，要因 X の曝露と疾病 Y 罹患の因果関係判定における関連の時間性を確保するため（p93，10章「因果関係」参照），症例の要因 X の曝露に関する情報は発病以前のものを収集する．

　疾患 Y の潜伏期の長さを考慮し，発病直前の情報を収集するか，発病数年前の情報を収集するかを決定する．症例で，発病 Z 年前の情報を収集する場合には，対照も現在から Z 年前の要因 X の曝露に関する情報を収集する．

直接的な方法

　曝露要因や本人の背景に関する情報は，面接法，質問票法，直接測定法などにより，本人または近親者より収集する．

間接的な方法

　既存資料から情報を収集する．検診記録，病院診療録，入退院記録，疾病登録，届出情報，死亡診断書，病理組織検査記録，病理剖検記録などが利用できる．

　p84，9 章-B「情報バイアス」も参照されたい．

G 症例対照研究で生じやすいバイアス

仮説の検証のための症例対照研究の例

例 1）肥満と心筋梗塞の発症に関する症例対照研究

【目的】過去と現在の肥満（BMI≧25.0 kg/m^2）と心筋梗塞のリスクとの関係を明らかにする．

【方法】福岡都市圏の 22 の病院に 1996 年 9 月～1998 年 9 月に入院した 40～79 歳の急性心筋梗塞患者で，過去に心筋梗塞の既往のない 756 人中協力の得られた 660 人から，飲酒・喫煙などの生活歴，高血圧，糖尿病，脂質異常症などの既往歴に加え，身長，体重，10 年前の体重などの情報を収集した．同時に，性・年齢・居住区域をマッチさせた住民対照 1,271 人からも同様の情報を収集した．

【結果】10 年前の肥満は心筋梗塞のリスクを上昇させた（オッズ比 1.72）が，現在の肥満はリスクを上昇させなかった（オッズ比 1.01）．生活習慣・既往歴で補正しても同様の結果であった．

以上より，現在の肥満ではなく，過去の肥満（10年前の肥満）が心筋梗塞の危険因子であることが示唆された．本研究の症例（心筋梗塞患者）には，入院する前に死亡した症例や重症のため質問票による調査（聞き取り調査も含む）ができなかった症例は除外されており，そのため，現在の肥満が危険因子とならなかった可能性は完全には否定できない．

症例対照研究は仮説の検証を目的に行う場合と可能性のある仮説を見出すことを目的に行うことがあるが，研究を開始する前に，どのような曝露情報を収集するかを十分に検討することが大切である．

[Washio M et al：Past history of obesity（overweight by WHO criteria）is associated with an increased risk of nonfatal acute myocardial infarction, a case-control study in Japan. Circ J **68**：41-46, 2004]

例2）入院患者のメチシリン耐性黄色ブドウ球菌（MRSA）感染発症に関する症例対照研究

【目的】抗生物質の多用，第三世代セフェム系抗菌薬の使用と入院患者におけるMRSA感染発症のリスクとの関係を明らかにする．

【方法】1991年4月～1992年3月の1年間に，1つの病院において臨床的観点から細菌培養が行われ，細菌が検出された高齢（65歳以上）患者117人のうち，入院患者は74人であった．MRSAが検出された入院患者20人を症例，MRSA以外の細菌のみが検出された入院患者54人を対照とする症例対照研究を行った．診療記録から，患者の性別，年齢に加え，細菌培養以前に使用された抗菌薬の数（種類），第三世代セフェム系抗菌薬の投与の有無，日常生活動作の自立度，基礎疾患（糖尿病，脳血管疾患），入院期間に関する情報を得た．細菌培養が2回以上行われた患者のうち，症例（MRSA陽性）では，最初にMRSAを検出した細菌培養以前の抗菌薬のみを抗菌薬数（種類）として数え，対照（MRSA陰性）では細菌培養以前に投与されたすべての抗菌薬を抗菌薬数（種類）として数えた．

【結果】対照（MRSA陰性）に比べ，症例（MRSA陽性）の抗菌薬の投与数を少なく評価するような設定を行っても，症例は対照に比べ，抗菌薬の投与数が多く，第三世代セフェム系抗菌薬の使用者の割合が大きかった．以上より，抗生物質の多用，第三世代セフェム系抗菌薬の使用は入院患者におけるMRSA感染の危険因子であると考えられた．他の要因で調整しても，抗生物質の使用は入院患者のMRSA感染のリスクの上昇との関連を認めた（オッズ比1.88）．

[Kajioka T et al：Methicillin-resistant *Staphylococcus aureus*（MRSA）infection in the elderly. J Epidemiol **3**：117-120, 1993]

H 症例対照研究の長所と短所

長所として，
①発症頻度の低い（稀な）疾患や潜伏期（過去の曝露から発症までの期間）が長い疾患の研究に適している

②少ない対象者数で研究が実施でき，研究にかかる時間や労力，費用がコホート研究に比べ少なくて済む

③疾病の発症に関する情報は正確であり，複数の要因の疾病発症に与える影響を調べることができる

④既存の資料や保存血清の利用が可能な場合がある

⑤相対危険の推定はオッズ比で近似でき，寄与危険割合の計算はできる

⑥ワクチンの効果や有害事象を調査する場合でも，介入研究のように対象者にリスクを与えない

などがある．

一方，以下のような短所もある

①曝露頻度が低い要因の疾病発症に与える影響の評価は困難である

②過去の曝露情報は記憶や記録に頼るため，曝露情報の信頼性はコホート研究に比べ劣る（情報バイアス）

③研究対象者（症例と対照）の選択に偏りがある可能性がある（選択バイアス）

④交絡因子の制御が問題となる

⑤相対危険，罹患率，寄与危険を直接求めることは不可能である

おわりに，症例対照研究とコホート研究の間には相対的な優劣はない．それぞれの長所と短所を理解し，解決すべき課題に応じた適切な研究デザインを選択すべきである．

その他，症例対照研究の長所と短所については，p48，6章の表1およびp83，9章「バイアスと交絡」，また前項「症例対照研究で生じやすいバイアス」も参照されたい．

📝レポート課題

1. がんの症例対照研究（たとえば，肺がん）について調べてみましょう．

2. 循環器疾患の症例対照研究（たとえば，心筋梗塞）について調べてみましょう．

3. 感染症の症例対照研究（たとえば，肺炎）について調べてみましょう．

6章-3 コホート研究

A 概要

1. **研究の目的**：仮説として原因と考えられる要因の曝露群と非曝露群について、研究対象とする疾病の罹患率を前向きに観察し、仮説要因と疾病発生との関連を明らかにすること
2. **研究対象**：目的とする疾病に罹患していない者（危険曝露人口）
3. **研究方法**：要因を有する群（曝露群）と有していない群（非曝露群）を一定期間追跡し、両群で疾病の罹患率または死亡率を比較する方法
4. **要因のリスクの評価**：相対危険、寄与危険

コホート研究（cohort study）とは、調査時点である要因をもつ集団（曝露群）ともたない集団（非曝露群）を追跡し、両群の疾病の罹患率または死亡率を比較する方法である。これにより、どのような要因をもつ者が、どのような疾病に罹患しやすいかを究明し、かつ因果関係の推測をも目的とした方法である（図1、表1）。コホート研究には、現在から将来にわたって観察する前向きコホート研究と、過去の一時点における記録や資料をもとに現在にわたって観察する後向きコホート研究がある。

一般的にコホート研究は、すでに示されている仮説の検証が主な目的であるが、観察期間が長期にわたるので、曝露要因と対象とする疾病以外の疾病との関連を観察することが可能となる。

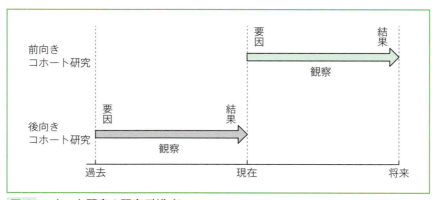

図1 コホート研究の研究デザイン

表1 リスク*の評価

		罹患の有無		〈全体〉
		存在（罹患）	存在せず（非罹患）	
要因の有無	存在（曝露群）	A	B	…A+B
	存在せず（非曝露群）	C	D	…C+D

相対危険	$\dfrac{A}{A+B} \Big/ \dfrac{C}{C+D}$
寄与危険	$\dfrac{A}{A+B} - \dfrac{C}{C+D}$

*疾病に罹患する確率または疾病で死亡する確率をリスク（risk）という.
*詳細は p23, 3章-B「頻度の比較」を参照.

B 研究の進め方

1. **調査集団の設定**：追跡開始時に, 対象者全員が研究対象疾病を有していないことを確認
2. **曝露要因の調査**：曝露程度別の疾病・死亡の検討を行うため, 曝露の程度に関する調査が必要
3. **発生状況（罹患, 死亡）の調査**
4. **リスクの評価**：調査集団の人口として人-年法を使用*

*人-年法を用いる理由は, 一人一人の観察期間（観察開始から罹患までの期間）が異なることと, コホートへの転入・転出があるためである. 人-年法を用いない場合, 中途で脱落した者は対象者の解析から除外され結果をゆがめることとなる.

C 研究遂行上考慮すべき条件

1. **集団の規模**：予測される結果を出すために, 必要な対象者数を確保すること. 罹患率の低い疾病ならば統計学的な検定に耐えうるだけの対象数が必要
2. **対象集団の選定条件**：どのような特性をもった集団を追跡に用いるのか
3. **曝露要因の収集**：問題の要因以外に, それと関連する要因, 交絡因子の情報がどの程度収集できるか
4. **個人の観察期間**：個人の観察開始日と終了日をどのように決めるのか
5. **観察終了時点の基準**：何をもって観察終了とするのか, 患者の均一性の確保のため, 患者とする者の定義を明確にする
6. **追跡方法と間隔**：追跡の方法, システムをどうするか
7. **非曝露群の設定**：曝露群と同じような特性（性, 年齢など）をもつ集団にすること
8. **追跡期間中の情報の収集方法**：転入・転出に関する情報, 追跡不能者の情報, および予後に関する情報の収集方法
9. **結果の評価**

1. 対象者の選択

　　対象者としては一般的に地域単位での一般人口を代表する標本が選ばれるが, その他特定職業の従事者や, 特定の曝露集団（原爆被爆者など）が選ばれることがある. 調査集団の大きさは観察しようとする疾病の頻度と関係しているため, 稀な疾病ほど多くの対象者を必要とする.

6章-3 コホート研究

> **特殊なコホート研究デザイン**　　　　　　　　　　COLUMN
>
> **■コホート内症例対照研究 (nested case-control study)**
> 　前向きコホート研究を利用した症例対照研究．定義されたコホート内から，調査目的とする事象を発症した症例（ケース）と，その時点で同じコホートから発症していない被験者の中から無作為に抽出した対照を選び症例対照研究を行うこと．保存しておいた DNA や血清，罹病前や死亡以前の検診記録を使用するので，バイアスが入り込みにくく，費用が少なくて済む．
>
> **■ケースコホート研究**
> 　共通の 1 つのコントロールグループを用いて，複数のアウトカムについてのリスク評価を行うことができる研究デザイン．すなわち，対照が症例と同じコホートから選択されるが，その選択が症例の発症前に行われる症例対照研究ということである．対照群には後に発症する人も含まれうる．その他，対照群を，発症の有無を調べずに住民から無作為抽出するなどの方法もある．
>
> **■回顧的コホート研究**
> 　すでに曝露が起こってしまった後で，事後的に（後向きに）その状況を調べ，さらにそこから，その集団を追跡調査することで，疾病の発生を確認する研究デザイン．例としては，事故によって高濃度の化学物質や放射線などにさらされた産業労働者の曝露状況を事後的に調べ，その集団のがん発生率との関連性をみる場合などに用いられる．保存してあった過去の健診データを活用してコホート研究を行うなどの場合もある．

---

2. 選定方法

　選択方法として，原則的に無作為抽出が行われるべきであるが，情報の正確性やその実行性（初期調査や長年月の協力体制など）から，有意抽出法に頼らざるをえないことが多い．その場合，標本の代表性の検討を行う必要がある．

3. 追　跡

　全対象を完全に追跡することが必要である．コホート研究では観察時点における要因との関係が検討されることが多いが，要因によっては時間的に変化するもの（血圧値，食事摂取量，喫煙，飲酒，運動習慣など）も少なくないので，追跡期間中にその変化の有無と程度も調べる必要がある．

　これは，研究結果を解釈するときに，追跡開始時の要因の影響のみでなく，要因が変化したことによる影響も考慮する必要があるためである．

D　解釈における注意点

1. 選択バイアス (selection bias)：曝露群と非曝露群の設定時に生じる
2. 情報バイアス (information bias)：資料収集時に生じる
3. 追跡不能者（脱落者）

1. 選択バイアスについて

特定職場の従業員や各種宗教集団など，特殊な集団を対象とした場合には，得られた結果を一般化できるとは限らない．また，健康だから働けるという職域集団を対象とする場合（健康労働者効果）や，地域住民を対象としても，人間ドック受診者や種々のボランティア団体に所属する者などの場合は一般の地域住民に比べ，健康者の割合が多いため，見かけ上死亡のリスクが低く現れることがある．

2. 情報バイアスについて

予後（治癒，死亡，合併症の有無など）に関する情報に誤りがある場合や，追跡開始時点，終了時点の判断に誤りがある場合に生じやすい．疾病発生時に症状や症候がはっきりしないと，疾病の診断や分類をするときに，追跡開始時の曝露要因の影響を受けやすい可能性が生じる．

3. 追跡不能者（脱落者）について

長期間，多数の調査対象者を追跡するため，追跡途中での脱落者が出やすくなる．曝露群と非曝露群で追跡不能者の割合が異なる場合には，その原因の検討とともに，その解釈に注意しなければならない．

E コホート研究の例

例）大量喫煙者と非喫煙者の10年間追跡調査

大量喫煙者と非喫煙者，おのおの10万人について10年間追跡調査を行い，表2のように肺がんと冠動脈疾患に関する死亡率を得た．

表2 大量喫煙者と非喫煙者の肺がんと冠動脈疾患の死亡率

曝露の種類	10万人に対する罹患率	
	肺がん	冠動脈疾患
大量喫煙者（人）	75	3,000
非喫煙者（人）	10	1,000
相対危険度	75/10＝7.5	3,000/1,000＝3.0
寄与危険度	75－10＝65	3,000－1,000＝2,000

喫煙との関連が強かったのは，喫煙に対する相対危険が大きかった肺がんである．一方，地域住民に対する疾病予防対策を考えるとき，集団に対する禁煙の効果がもっとも期待されるのは，寄与危険が大きかった冠動脈疾患である．

6章-3　コホート研究

> **"コホート"の語源**　COLUMN
>
> 　コホートとは元来，古代ローマ時代の軍団（legion）を10隊に分けたその1隊（300〜600人からなる）の歩兵隊のことを意味しているが，転じて，ある共通の要因（属性）をもつ集団の意味としてこの言葉が使われている．
>
> 　軍隊は基本的に前進していくのみの一方進行であり，コホート研究も前（未来）へ向かって前進していく集団を観察している．

レポート課題

1. 国内外における代表的なコホート研究について調べてみましょう．
2. コホート研究の実施において，留意すべき問題点を調べてみましょう．

7章 介入研究

A 定義と特徴（図1）

1. **定義**：分析疫学によって疾病との因果関係の推理がなされた要因（危険因子/予防因子）について，これを慎重に除去/適用するなどの介入をして集団を一定期間観察し，疾病の増減を実験的に確かめる研究方法．薬剤などによる治療効果を評価する臨床試験もこの範疇に入る．
2. **特徴**：分析疫学では研究者は対象者を観察するだけであるが，介入研究では研究者自身が積極的に介入を行う．
3. **目的**：要因に対する介入（予防プログラムや治療法）が，疾病の予防や予後改善に有効であるか否かを確認する．
4. **対象**：予防プログラムや治療法の有効性が確かめられた後に，実際にそれが適用される集団を代表する者．必要十分な人数（サンプルサイズ）を対象とする．
5. **方法**：参加者を無作為に2群に分け，一方には要因の適用（または除去）を行い（介入群），他方には行わない（対照群）．その後一定期間追跡し，両群で疾病の罹患率，死亡率，予後などを比較する．
6. **効果の判定**：介入群と対照群での罹患率，死亡率，予後指標などの比や差

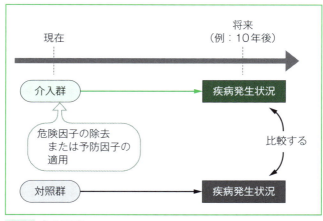

図1 介入研究

　分析疫学によって，ある要因と疾病との因果関係が推理されたとする．次にその知見を生かして予防のためのプログラムを考えることになるのだが，分析疫学での知見は，あくまでも自然に生活している人たちにおいて，要因と疾病との間に関係があるということを意味している．積極的にその要因への曝露状態を変えることで本当に疾病が減少するのか，どの程度減少するのか，曝露状態はどの程度変えたらよいのかなどは，実際に試して

みなければわからない．たとえば，高コレステロール血症が冠動脈疾患の危険因子であることが明らかになった場合，血中の総コレステロールを食事指導で下げることによって冠動脈疾患の罹患率が低下することを確認してはじめて，食事指導が予防プログラムとして有効と考えられるようになる．

このように，介入研究の目的は，分析疫学によって疾病に関連すると推理された要因に対する積極的な介入が本当に疾病の予防に効果があるか否かを確認することである．介入研究はまさしく人体実験であるから，十分に質のよい研究で，その結果が医学の進歩と，広く人類の福利に貢献することが期待されるものでなければ行うべきではない．

介入研究を以下のように分類することがある（p34，4章-F「疫学研究方法の種類」参照）．

1. 臨床試験（clinical trial）

医療機関を受診した患者を対象として，治療法（薬物療法，手術など）の効果（有効性，安全性など）を評価するための介入研究を実施することが多い．少人数を対象として安全性と作用機序を確認する第I相試験，パイロット的に有効性を確認する第II相試験，多人数を対象として有効性と安全性を全面的に評価する第III相試験，当該治療法が承認・市販された後に長期的な有害反応などの影響を評価する第IV相試験がある（p12，2章の表4参照）．たとえば，肺がん患者を無作為に2群に分け，各群に新薬Aと従来薬Bを投与し一定期間後の生存率などを比較する（第III相試験）．医薬品の臨床試験では，被験者の人権と安全性の確保という倫理的な配慮のもとに，科学的に臨床試験が実施されることを目的として，「医薬品の臨床試験の実施の基準（good clinical practice：GCP）」が制定されている（詳細は成書参照）．

2. 地域介入試験（community intervention trial）

個人ではなく，地域全体を対象として，集団に対する疾病予防プログラムなどの介入効果を評価する介入研究をいう．たとえば，A市で脂質異常症と冠動脈疾患予防のための食生活改善キャンペーンを行い，近隣のB市では行わない．両市の血清脂質値と冠動脈疾患死亡率の推移を比較してA市のほうがより大きく改善すれば，キャンペーンの効果があったと考えられる．ただし，広い地域を対象とした地域介入試験では無作為割り付けは困難であり，疾病の発生に関与する他の要因が地域間で異なっていることもあるので，解釈は慎重にしなければならない．

B 研究参加者に関する留意事項

■ インフォームド・コンセント（informed consent）

詳細はp141，18章「疫学研究と倫理」参照．

■ 研究参加者の条件

①予防プログラムや治療法の有効性が確かめられた後に，実際にそれが適用される集団

（参照集団 reference population）を代表する者（性別，年齢，危険因子の保有状況など）であること．たとえば，中高年者の肥満改善のための運動プログラムの有効性を検証するために，若年者を対象として介入研究を行うのは，体力などの前提が異なるため適切ではないだろう．

②参加者はプログラムを遵守することが十分に期待できること．

③他の条件として，十分な対象者数が確保できる，追跡調査が可能，中途脱落が少ない，などがある．

C 無作為割り付けとブラインド法（盲検法）（表 1 参照）

1. **無作為割り付け**：介入群と対照群への割り付けを無作為に行うこと
2. **ブラインド法（盲検法）**：どちらの群に割り付けたかは本人に（および可能であれば介入する研究者にも）わからないようにすること

無作為割り付け（randomized allocation）

研究者は定められたプロトコールに従って，研究参加者を無作為に 2 群に分ける．そのうちの 1 群には要因の適用（または除去）を行い（介入群），他の群には行わない（対照群）．このような分け方を無作為割り付けといい，研究方法をランダム化（無作為化）比較試験（randomized controlled trial：RCT）という．これに対して，無作為割り付けを行わない介入研究のことを，非ランダム化（非無作為化）比較試験（non-randomized controlled trial：non-RCT）という．

どちらの群に入るかを参加者の希望や他の危険因子の保有状況などで恣意的に決めると，介入群と対照群の間に偏りが生じて正しい効果判定を行うことが困難になる．たとえば，脂質異常症患者を対象として，薬物療法による虚血性心疾患の予防効果の判定を目的とする介入研究を行う場合，参加者本人の希望または研究者の恣意によって薬物療法群（介入群）と非薬物療法群（対照群）とを決めると，より重症の脂質異常症患者ほど本人は薬物療法を希望し，研究者もそれを推奨するかもしれない．すると，薬物療法群には重症脂質異常症患者の割合が高くなり，非薬物療法群には比較的軽症者の割合が高くなるであろう．この場合，薬物療法群のほうが（もともと重症脂質異常症患者が多いために）その後の虚血性心疾患罹患率は高くても当然であるから，薬物療法の効果を正しく判定することは困難になる（p72 の「2．準実験デザイン」参照）．

一方，介入群と対照群を無作為に割り付ければ，脂質異常の程度はもとより治療効果に影響する可能性のあるその他の既知・未知の交絡変数も，偶然変動の範囲で両群間でほぼ同じになるため，より正しい効果検証が可能になる．

クラスターランダム化比較試験（cluster randomized controlled trial）

ランダム化比較試験では，研究参加者個人を単位として介入群と対照群に割り付けるのが一般的であるが，地域や医療機関などのグループ（クラスター）を単位として介入群と

COLUMN

① intention-to-treat analysis と per protocol analysis

　ランダム化比較試験（p69 参照）では，研究参加者を無作為割り付けによって介入群と対照群に分けることで，介入の効果に影響しうる既知・未知の交絡変数が，偶然変動の範囲内で両群でほぼ同じになるため，より正しい効果検証が可能になる．

　一方，現実の介入研究では，参加者が研究計画書どおりの介入を確実に受けて 100% 追跡されるとは限らない．たとえば，検証すべき薬（実薬または偽薬）の飲み忘れ，症状などの記録漏れ，追跡不能などがある程度の割合で出現する．その場合，薬の効果を検証しようとするのだから，研究計画を遵守してすべての薬を飲み，すべてのデータが揃い，最後まで追跡できた参加者だけを解析対象とすべきだろうか？

　もしも，治療効果がない者は症状の悪化などにより途中で脱落しやすいとすると，脱落者を除外して解析した場合，治療効果が小さい者が除外されやすいため，治療効果を過大評価する方向にバイアスが生じるだろう．また，脱落率が介入群と対照群で異なれば，過大評価の程度も異なるため，両群間でバイアスのない比較ができなくなり，無作為割り付けの目的と利点が失われる．このような理由から，無作為割り付けが行われた全参加者を主要な解析に含めるべきであるとする考え方を，intention-to-treat（ITT）の原則という．実際の研究では，最小限の除外可能な者（無作為割り付け後に一度も服薬などの介入を受けなかった者や，まったくデータがない者など，十分に吟味する必要がある）を除いた集団を「最大の解析対象集団（full analysis set：FAS）」と呼び，FAS を ITT の原則に従った解析対象とみなして主解析を行うことが多い．一方，研究計画書どおりに介入を受けて追跡を完了した集団を「研究計画書に適合した対象集団（per protocol set：PPS）」といい，PPS を用いた解析を per protocol analysis という．PPS は研究計画の基礎となる科学的な理論をよく反映すると考えられるが，研究計画書どおりに介入を受け続けることができた者というのは，介入プログラムの応用を想定している現実の対象集団と比べてかなり偏った集団となる恐れがあるため，その解釈は慎重に行う必要がある．

② relative risk reduction（RRR），absolute risk reduction（ARR），number needed to treat（NNT）

　コホート研究（p62 参照）など，疾病罹患の危険因子を調べる疫学研究では，要因曝露によって罹患率が何倍になるかを意味する相対危険（relative risk：RR）と，罹患率が絶対値としてどの程度増減するかを意味する寄与危険（attributable risk：AR）を主な指標として結果を示すことが多い．

　一方，介入研究（p67 参照）では，介入によって疾病罹患率が相対的に何 % 減少したのか，絶対値としてどれだけ低下したのかに興味をもつであろう．前者を表す指標として相対リスク減少（relative risk reduction：RRR），後者の指標として絶対リスク減少（absolute risk reduction：ARR）が用いられる．RRR＝1－RR であり，たとえば疾患 A の 5 年累積罹患率が介入群で 18%，対照群で 30% だったとすると，RR＝18%/30%＝0.6，つまり介入群の罹患率が相対的に 40% 低いことを意味しており，RRR＝1－0.6＝0.4（40%）として計算できる．ARR は両群の罹患率の差：対照群 30%－介入群 18%＝12% である．

　疾病罹患率が非常に小さい場合には RRR が大きくても ARR が小さく，臨床的な意義が小さいこともあるので結果の解釈に注意が必要である．たとえば，疾患 B の 5 年累積罹患率が介入群で 1.8%，対照群で 3.0% だったとすると，RRR は疾患 A と同じで 40% だが，介入により期待される罹患率の低下（ARR）は 3.0%－1.8%＝1.2% と小さい．number needed to treat（NNT）は 1 つのイベント（疾病の罹患など）を予防するために，平均すると何人に介入する必要があるかを意味する．NNT＝1/ARR で計算され，上記の疾患 A は 1/0.12≒8.3 人，疾患 B は 1/0.012≒83 人への介入によって 1 人の罹患を予防できると解釈される．臨床的な意義がわかりやすいことなどから，介入研究（特に臨床研究）では ARR と NNT が示されることが多い．

対照群に割り付ける研究方法もあり，これをクラスターランダム化比較試験という．

たとえば，2種類の異なる保健指導方法を自治体ごとに無作為に割り付けて，各自治体では割り付けられた保健指導を対象者全員に実施し，どちらの方法の効果が大きいかを介入群と対照群の自治体とで比較する（p76の「地域をクラスターとした臨床試験」参照）．その他に自治体全体での健康キャンペーンの評価など，個人ごとに介入方法を変えることが困難な場合に用いることができる．

ただし，一般に個人単位のランダム化比較試験に比べて，クラスターランダム化比較試験は必要な調査対象人数が大きくなりやすく，統計解析の際にもクラスター内相関を考慮した手法が必要となる．これは，地域などの同一グループに属する個人は，生活習慣や危険因子，社会的背景などに関して似た特性をもっている（クラスター内相関という）ことが多いためで，クラスター内相関が弱ければ（つまり同一グループ内の個人の類似度が低ければ），必要な調査対象人数は個人単位の場合に近くなる．

■ブラインド法（盲検法）（blind assignment and assessment）

研究参加者が，自分がどちらの群に入ったかを知ってしまうと，それが参加者の判断，行動，心理などに影響を与え，その結果，観察結果にも影響を与える恐れがある．これを防ぐためには，たとえば薬物投与を行う介入研究であれば対照群に偽薬（placebo）を与えて，参加者がどちらの群に入ったかわからないようにする．ただし，食事指導や禁煙プログラムのように，介入群と対照群で歴然とした違いがある場合には不可能である．結果を観察する研究者自身にもわからないようにすることを，二重ブラインド法（二重盲検法）（double blinding）という．

■介入研究の質向上

介入研究，特にランダム化比較試験は，疫学研究のデザインの中で因果に関する証拠能力がもっとも高いとされ，エビデンスとして重要視される．しかしながら，"効果があった"との結果ほど論文として発表されやすいという公表資料のバイアス（publication bias）により，誤った結論が導かれる恐れがある．そこで，公表資料のバイアスを回避するため（および倫理的配慮と参加者募集促進のため）に，臨床試験登録が行われるようになった．主要な国際誌では，検証的な介入研究の論文掲載には臨床試験登録が必要条件とされることが多い．わが国では，UMIN臨床試験登録システム（UMIN-CTR）がもっとも登録数が多い．

ランダム化比較試験の報告の質向上のために，報告すべき事項などに関する勧告がCONSORT声明（p35参照）として出されており，論文発表などの際にはこれに準拠することが望まれる．

D 非ランダム化比較試験（表1）

無作為割り付けを行わない介入研究のことを，非ランダム化比較試験（non-RCT）といい，前後比較デザイン，準実験デザイン，自然実験などの種類がある．研究者の働きかけ

7章 介入研究

による介入ではなく，対象者自身の選択や，研究者や対象者には制御不能な曝露の場合もあるため，介入研究ではなく観察研究に含める考え方もある．

表1 介入研究のまとめ

デザイン	概要	例
ランダム化比較試験	介入群と非介入群を無作為に割り付けて比較する	新薬群と従来薬群を無作為に割り付ける
前後比較デザイン	介入前と介入後を比較する	保健指導の前と後とで体重などを比較する
準実験デザイン	介入群と非介入群を恣意的に決めて比較する	新薬群と従来薬群を主治医の判断によって決定する
自然実験	介入群と非介入群を外的な要因によって決定させて比較する	健康増進施設ができた近隣地域を運動介入群，遠い地域を非介入群とみなして分析する

1. 前後比較デザイン (before-after design/one arm study)

　対照群を設けずに，1群のみに対して，介入を行う前と後に測定を行い，その変化を比較するデザインである．たとえば，肥満解消のための保健指導を3ヵ月間行い，その前後の体重を測定して減少量を評価するなどの方法である．日常診療や保健活動の中で実施しやすい点が大きなメリットである．また，厳密な効果の定量化をする前段階として，副作用など実用上の問題がないかを確認するために行う場合もある．一方で，介入以外の影響，平均への回帰など種々の問題点がある．介入以外の影響については，保健指導後に体重が減少したが，実は猛暑のために食欲が低下したためであったなどがありうる．また，言葉の遅れのある子どもに言語訓練を行ったところ，言語能力は向上したが，介入の効果ではなく自然な成長だという場合もある．平均への回帰は，正常より高値または低値の対象を集めて，2回目に測定すると，次の測定値は平均値に近い値になるという現象である．介入に効果がなくても，改善したような結果が得られてしまう．その対策としては，介入の前にもう一度測定してそれを介入前値として使うのがよい．

2. 準実験デザイン (quasi experimental design)

　介入群と対照群を設けるが，どちらの群に入るかを参加者の希望や主治医の判断などで決める方法である．RCTより実施が容易であるが限界もある．たとえば，メタボリックシンドロームの者に保健指導の案内をし，希望して保健指導を実施した群と，希望しなかった群を比較した．しかし，希望した群のほうが自分自身で改善する意欲が高いと，保健指導に効果がなくてもよい結果が得られることになる．脂質異常症患者について，主治医と本人の相談で薬物療法（介入群）と非薬物療法（対照群）のどちらにするかを決める研究を行うとする．その場合，より重症の患者が介入群に入ることになり，薬物療法群のほうがその後の虚血性心疾患罹患率が高いという，おかしな結果が出てしまう恐れがある．その対応の一つとして，両群の種々の背景因子を揃えるために，傾向スコア（プロペンシティスコア propensity score）を用いる方法もある．

3. 自然実験 (natural experiment)

災害，制度の改変，施設の新設などの外的な出来事を活用した分析方法である．対象者の意思や状況によらない曝露であるため，真の因果関係の解明に迫れる場合がある．たとえば，ある場所に健康増進施設が開設され，その近所の人はよく利用し，遠くの人は利用頻度が低かった．近所の人ほど健康状態が改善したとすると，この施設の健康増進効果の検証に使える．このとき，健康増進施設の利用頻度に影響するが直接的に健康状態に影響することはない変数，たとえばその施設と対象者宅の距離を操作変数（instrumental variable：IV）といい，それを活用した分析が行われる．

E 効果判定

介入の効果判定：疾病の罹患率（死亡率）と危険因子の変化を，介入群と対照群で比較

疾病の罹患率（死亡率）

参加者を追跡して疾病の罹患（死亡）・脱落を確認する方法は，コホート研究と同じである．分析方法もコホート研究とよく似ている．検証的な介入研究では，評価時点を事前に決めておくのが一般的である．まず，累積罹患率（死亡率）曲線を描く（図2）．人-年法を用いて罹患率（死亡率）を計算し，その比（相対改善度）と差で効果を判定する（実際の計算には，コックスの比例ハザードモデル Cox proportional hazard model を用いることが多い；p101，12章「情報収集方法」および成書参照）．また，RCTでは，前述のように交絡変数となりうる背景因子が介入群と対照群とで偶然変動の範囲内でほぼ揃うなどの理由で，主解析では背景因子の調整を行わないことも多い．

プログラムの実行状況・危険因子の変化

観察期間中におけるプログラムの実行状況・危険因子の変化を把握することが望ましい（図3）．たとえば，薬剤投与ならばその服薬状況，禁煙プログラムならば喫煙状況，脂質異常症・高血圧への食事指導ならば食習慣と血清脂質値・血圧値などである．なお，疾病の罹患率ではなく，危険因子の変化だけを追跡する介入研究もある．

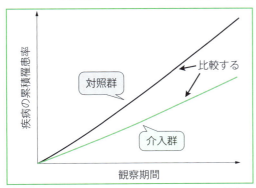

図2 介入研究による疾病罹患率の変化の比較

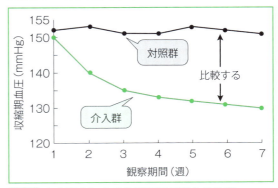

図3 介入研究による危険因子の変化の比較

7章　介入研究

F　介入研究の例

臨床試験

例1) 生活習慣への介入またはメトホルミン投与による2型糖尿病罹患率の低下

【概要】生活習慣への介入またはメトホルミン（インスリン抵抗性改善薬）投与による2型糖尿病の予防効果を確認することを目的とした，多施設共同のランダム化比較対照試験．

【対象と方法】組み入れ基準：25歳以上の男女で，BMI≧24 kg/m^2（アジア人は≧22 kg/m^2），空腹時血糖95～125 mg/dL（American Indian clinics では≦125 mg/dL），75g 経口ブドウ糖負荷試験2時間値140～199 mg/dL．除外基準：耐糖能に影響する薬剤を服用している者，生命予後または研究参加能力に大きな影響を及ぼす疾患に罹患している者．

上記基準に合致する糖尿病ではない3,234人を，標準的な生活習慣指導＋メトホルミン投与群（メトホルミン群），標準的な生活習慣指導＋プラセボ投与群（プラセボ群），生活習慣改善のための強力な介入プログラム（7%以上の体重減少と週150分以上の運動を目標とする）（生活習慣改善群）のいずれかに，施設で層化して無作為に割り付けた．平均年齢は51歳，平均BMIは34.0 kg/m^2，女性の割合は68%だった．

【評価項目】主要評価項目：糖尿病罹患．1997年アメリカ糖尿病協会の基準を用い，毎年の経口ブドウ糖負荷試験または半年ごとの空腹時血糖値，および6週間以内に行う二次検査結果と併せて診断した．副次的評価項目：循環器疾患危険因子の改善，動脈硬化がある者の割合減少，循環器疾患がある者の割合減少．

【結果】平均追跡期間は2.8年．100人-年当たりの糖尿病罹患率は，プラセボ群11.0，メトホルミン群7.8，生活習慣改善群4.8で有意に異なり（図4），プラセボ群と比較して，メトホルミン群は31%［95%信頼区間（CI）17～43%］，生活習慣改善群は58%（95% CI 48～66%）の罹患率低下が認められた．3年間で1人の糖尿病罹患を予防するためには，6.9人が生活習慣改善のための強力な介入プログラムに参加するか，13.9人にメトホルミンを投与することが必要と考えられた．

【結論】メトホルミン投与および生活習慣改善のための強力な介入プログラム実施は，糖尿病の予防に効果があり，後者の効果がより大きかった．

（Diabetes Prevention Program Research Group：Reduction in the incidence of type 2 diabetes with lifestyle intervention or metformin. N Engl J Med **346**：393-403, 2002）

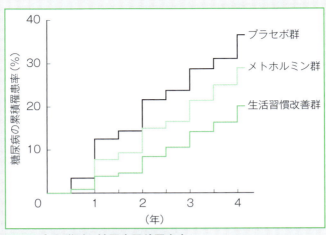

図4 介入群別の糖尿病累積罹患率
糖尿病の診断はアメリカ糖尿病協会の基準による．罹患率は3群間で有意に異なる（それぞれの比較で$p<0.001$）．

地域介入試験

例2）日本の東北地方の一地域における長期間の高血圧対策プログラムが脳卒中罹患率・有病率に及ぼす影響

【概要】日本の東北地方の一地域（井川町：強力介入地域）において1963～1987年の長期にわたって行われた高血圧対策プログラムが脳卒中罹患率に与えた影響を評価するために，対照地域（H市：一般対策地域）と比較した地域介入試験．

【対象と方法】1965年における30歳以上人口は，強力介入地域3,219人，一般対策地域1,468人であった．強力介入地域では，1963年以来高血圧者のスクリーニングと健康教育，高リスク者の医療機関での管理，食育推進のためのボランティアの育成，メディアを通じた循環器検診受診と減塩の呼びかけなどのプログラムが実施されてきた．一般対策地域では，1963年に同様の組織がつくられたもののその後弱体化している．脳卒中罹患は登録システムにより1987年まで把握され，両地域間で罹患率の推移を比較した．

【結果】1960年代にはどちらの地域でも健診受診率が80％を超えていたが，その後，一般対策地域では受診率が低下した．脳卒中罹患率は，一般対策地域に比べて強力介入地域において男性で有意に大きく低下した（図5）．この間の収縮期血圧の変化が，両地域間での罹患率の変化の差に寄与していると考えられた．女性では血圧も脳卒中罹患率も男性よりも低く，一般対策地域での受診率の低下が小さかったため，両地域間で差が認められなかったのかもしれない．

【結論】地域における高血圧のスクリーニングと健康教育などによる強力な介入プログラムは，男性において脳卒中の予防に有効であった．

(Iso H et al：Effects of a long-term hypertension control program on stroke incidence and prevalence in a rural community in northeastern Japan. Stroke 29：1510-1518, 1998)

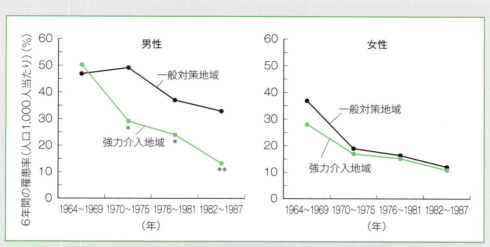

図5 強力介入地域と一般対策地域の30歳以上男女における脳卒中の年齢調整罹患率
一般対策地域との差：*$p<0.01$，**$p<0.001$

地域をクラスターとした臨床試験

例3）生活習慣病重症化予防のための保健指導の有効性

【概要】脳卒中・虚血性心疾患・心不全・腎不全を発症するリスクが高い医療機関未受療者に対して，受療行動促進を目指した保健指導の有効性を検証することを目的とした，クラスターランダム化比較試験（Japan trial in high-risk individuals to accelerate their referral to physicians：J-HARP）．

【対象と方法】国民健康保険被保険者の集団健診による特定健診受診者40～74歳男女がおおむね2,000人以上いる自治体を全国公募し，本研究に参加を表明した43自治体をクラスターとして，介入群（21自治体），対照群（22自治体）に無作為に割り付けた．ランダム化は群間のバランスを確保するため，自治体の特性（重症化ハイリスク者数，経度，緯度，国民健康保険被保険者数，集団健診による特定健診受診者数，除外要件該当数，最終学歴人口，医師数）を基に，総合スコアを計算し，それが類似する自治体同士をペアとする多変量ペアマッチング法を用いた．本研究では，国民健康保険被保険者の集団健診でⅡ度以上高血圧（収縮期血圧160 mmHg以上または拡張期血圧100 mmHg以上），HbA1c（NGSP）7.0%以上（HbA1cが欠損の場合は，空腹時血糖130 mg/dL以上，空腹時血糖が欠損の場合は随時血糖180 mg/dL以上），血清LDLコレステロール値180 mg/dL以上（男性のみ），尿蛋白2＋以上のいずれかを満たし，当該項目で医療機関に受診していない重症化ハイリスク者を対象とした．介入自治体では，受療行動促進モデルに基づいた保健指導を，対照自治体では一般的な保健指導を1～2年間実施し，最長2年間追跡した．研究参加自治体からは特定健診，レセプト（診

療報酬明細書の電子データ），国保資格取得喪失情報を収集し，主要評価項目である対象者の医療機関の受療率を求めた．解析手法としては，対象者の医療機関の累積受療率について，クラスター内相関を考慮したコックスの比例ハザード回帰分析を行い，対照群を基準として，介入群のハザード比（受療率比）と 95％ CI を求めた．

【結果】重症ハイリスク者全体における健診受診後の医療機関累積受療率は，介入群は対照群よりも，3ヵ月で 8.6％（介入群 vs 対照群：36.0 vs 27.4），6ヵ月で 12.4％（49.0 vs 36.6），12ヵ月で 13.6％（58.1 vs 44.5），18ヵ月で 11.8％（65.6 vs 53.8）と，いずれも有意に大きく，全期間を通じた医療機関累積受療率の多変量調整受療率比（95％ CI）は，1.41（1.20〜1.67）と 41％の増加となった（図 6）．以上の結果は，高血圧群（Ⅱ度以上高血圧），糖尿病群（HbA1c 7.0％以上蛋白常群（男性で血清 LDL コレステロール値 180 mg/dL 以上），腎臓病群（尿蛋白 2＋以上）においても同様にみられ，メタボリックシンドロームの有無にかかわらず，認められた

【結論】重症化ハイリスク者に対する受療行動促進モデルを用いた保健指導は，医療機関への受療率の増加に繋がることが立証された．

(http://www.pbhel.med.osaka-u.ac.jp/themes/j-harp.html)（最終アクセス 2018 年 8 月 2 日）

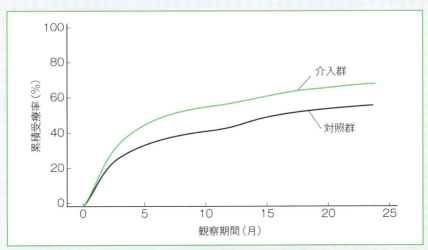

図 6　重症化ハイリスク者全体の医療機関累積受療率の推移

ログランク検定：$p<0.001$
介入群は $n=8,977$，対照群は $n=6,733$
12ヵ月時点の医療機関累積受療率は介入群：58.1（95％ CI 57.0〜59.3）％，対照群：44.5（95％ CI 43.2〜45.8）％
全期間を通じた多変量調整受療率比（95％ CI）：1.41（1.20〜1.67）

7章 介入研究

> **レポート課題**
>
> 1. ビタミン類のサプリメント投与による，循環器疾患またはがん予防の効果の有無を検証した介入研究について調べてみましょう．
> 2. 介入研究を行うときに，介入群と対照群への割り付けを無作為に行わないと，科学的な評価が困難になる理由を考えてみましょう．

8章 システマティックレビュー

A 定 義

システマティックレビュー（systematic review）とは，明らかにしたいリサーチクエスチョンについて，あらかじめ決めたルールに従い文献を検索して系統的に抽出し，一つ一つの文献についてその確からしさを評価し，総合的にそのリサーチクエスチョンに対する現時点における結論を示すことである．

B メタアナリシス（meta analysis）

これまでは臨床研究，特に治験において，既存のランダム化比較試験（RCT）の結果を集めるシステマティックレビューを行い，そのエビデンスを統合して評価が行われてきた．これをメタアナリシスという．近年は，観察研究においても曝露要因とアウトカムとの関連についてメタアナリシスが行われるようになってきている．生データがなくても，既存の論文を用いてメタアナリシスを行うことができる．

たとえば，心房細動患者の脳卒中予防として，Aという薬に効果があるかについて関心があったとしよう．ある論文では，1,000人の心房細動患者を集め，500人の介入群，500人の対照群に無作為に分けて5年間追跡し，脳卒中罹患者は介入群で22人（4.4％），対照群で37人（7.4％）であり，介入群では脳卒中の罹患率は40％低下した（95％ CI 1〜64％）と結論づけていた．この論文から，Aという薬に心房細動患者における脳卒中予防作用があるといえるだろうか．この研究ではRCTを用いているためにエビデンスレベルは高いと思われるが，RCTにはサンプリングバイアスという欠点があり，必ずしも今回の研究結果が，普遍的な因果関係を示すとはいえない．また，サンプルサイズも1,000人と限られており，そのため信頼区間も広い．そこで，同じリサーチクエスチョンにおける他の研究を調べ，別のサンプルにおいても同様の結果になっているのか，さまざまな研究結果を統合するメタアナリシスが求められるのである．

このAという薬の心房細動患者の脳卒中予防効果についてはその後，17の異なる集団におけるRCTについてのシステマティックレビューがなされた．7つの研究では有意な予防効果あり，9つの研究では有意差なし，1つの研究では脳卒中リスクが70％上昇した，という報告があった．これらの一つ一つの結果をサンプルサイズの大きさを考慮しながら統合したところ，Aという薬によって脳卒中が45％予防されるという結果が得られた．信頼区間も40〜50％と十分に狭く，確かな因果関係を示すことができている．

8章 システマティックレビュー

C 手 法

システマティックレビュー，メタアナリシスを行う手順は以下のとおりである．

1. 研究仮説（リサーチクエスチョン）を明確にする

リサーチクエスチョンを考える際のポイントは，p10，2章-B「臨床疫学」を参照．

2. 文献検索エンジンを定義する

多くの研究は医学研究のデータベースである Pubmed などを用いて文献検索をする．しかし，この文献検索エンジンでは英文のみで日本語はカバーされていないこと，Pubmed にのっていない文献も半分ぐらいあることを考慮すべきである．したがって，わが国における研究，または日本人における研究ということであれば，医学中央雑誌（医中誌）なども検索エンジンとして活用すべきである．さらに，Embase など他の検索エンジンも検索対象とすることが望ましい．

3. 検索範囲，検索キーワードを定義する

いつからいつまでに出版した文献を対象に検索するのか，そしてどのようなキーワードで検索したのかを明確にしておく．たとえば，前述の例であれば "atrial fibliration" AND "drug A" AND "stroke" などである．ここで，できるかぎり広く文献を拾うために，たとえば "stroke" だけでなく，"cerebrovascular disease" などのキーワードも入れないと取りこぼす可能性が高い．

4. 包括基準と除外基準

検索してヒットした文献から，どの論文をシステマティックレビューに採用して，どの論文は除外するのか，その基準を明確にしておく必要がある．

研究対象となった集団，曝露，アウトカムについて個々の論文がどう定義しているのか，参加率や追跡率はどこまで許容するのか，などを事前に決め，ヒットした文献について複数の査読者が独立して判定し，意見が異なる場合は合意できるまで議論するか，第三者の意見を求めて決める．

5. 採用した論文をまとめる

採用した個々の論文について，著者・発表年，研究デザイン，研究対象となった集団の特徴とサンプル数，曝露要因（介入内容），アウトカム，主要な結果，エビデンスレベル（表1）についてまとめる．

80

表1 エビデンスレベル

レベル1	ランダム化比較試験（RCT）または n-of-1 試験（1人の患者に複数の治療を試す治験）のシステマティックレビュー
レベル2	RCT または大きな効果のあった観察研究
レベル3	非無作為化コホート研究，追跡研究
レベル4	ケースシリーズ，症例対照研究，過去のサンプルを対照群にしたヒストリカル対照研究
レベル5	メカニズムに基づく推論

エビデンスにはその確からしさにレベルあり，介入研究では上記の分類を参考にするとよい．なお，疾患頻度を知りたい場合などは，別の判断基準となる．
（Oxford Centre for Evidence-Based Medicine 2011 Levels of Evidence より引用）

6. 併合効果（summary effect estimate）を算出する

メタアナリシスでは，個々の研究結果を統合する．具体的には，各研究のアウトカムの分散の逆数で重みづけた平均効果を算出し，これを併合効果という．分散の中に各研究のサンプルサイズが加味されている点を認識するとよいだろう．個々の論文の結果および併合効果はフォレストプロット（forest plot，森のように見えるのでこう呼ばれる）で示すことが多い（図1）．

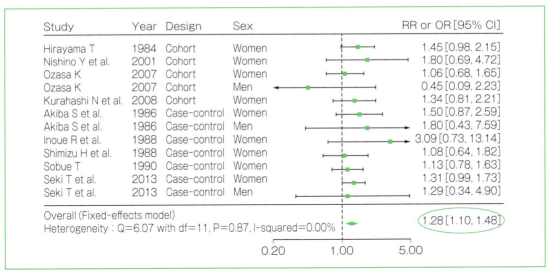

図1　フォレストプロット
（Hori M et al：Secondhand smoke exposure and risk of lung cancer in Japan；a systematic review and meta-analysis of epidemiologic studies. Jpn J Clin Oncol 46：942-951, 2016 より引用）

7. 非一様性（ヘテロ性）（heterogeneity）の確認

採用した研究があまりにも違う曝露，アウトカムの計測をしているなどの場合は併合効果の算出ができないので，それぞれの研究の効果のバラつきである非一様性の検討を行う必要がある．非一様性の検定は，個々の研究における結果がすべて等しいと仮定した場合に，実際の研究結果がそれを否定するかをカイ二乗（χ^2）検定によって統計学的に検定する．つまり，個々の研究における結果がすべて等しいという帰無仮説が否定できなければ

($p>0.1$)，個々の研究は一様で併合結果を算出できることになる．

8. 出版バイアス (publication bias) の確認

　出版されている既存の研究を系統的に拾っても，真実に近づけるとは限らない．なぜなら，出版そのものがバイアスになっている可能性があるからである．つまり，小規模な研究は有意差が出た場合のみ出版されることが多く，大規模な研究は有意差がなくても出版される可能性が高い．出版バイアスはサンプルサイズと研究結果に有意な関係があるかどうか，すなわち研究の効果の大きさ（効果量 effect size）の標準誤差（standard error，一般にサンプルサイズと逆相関）と効果量（オッズ比など）の相関から推測できる．出版バイアスはファンネルプロット（funnel plot，漏斗のように見えるのでこう呼ばれる）で示すことが多い（図2）．出版バイアスがある場合には，それを補正したメタアナリシスが必要となる．

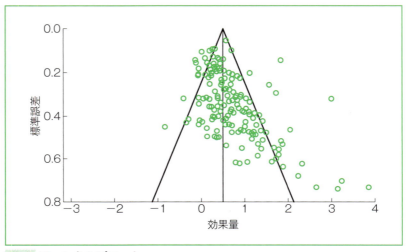

図2　ファンネルプロット
効果量が大きいほど，標準誤差が大きい．つまりサンプルサイズが小さくても有意差が出たため出版されたと考えられ，出版バイアスを示唆する．

9. プール解析 (pooled analysis)

　このように出版バイアスを考慮しても，出版できていないデータの影響については考慮することができない．そこで，出版されていないデータそのものの個人レベルの元データを統合して解析する「プール解析」という手法も行われるようになってきている．

レポート課題
1. ビタミン類のサプリメント投与による高血圧予防効果に関するメタアナリシスについて調べてみましょう．
2. どのような場合に出版バイアスが生じるか，出版バイアスを回避するにはどうすればよいか考えてみましょう．

9章 バイアスと交絡

1. **偶然誤差（ランダムエラー random error）と系統誤差（systematic error）（バイアス bias）**：疫学において誤差（エラー）とは，測定・評価しようとするモノの真の値（真値）と実際に測定した値（観測値，測定値）との差を意味する．偶然で確率的なバラつきによる差を偶然誤差（ランダムエラー）と呼び，何らかの要因で一定の方向に偏って認められる差を系統誤差（バイアス）と呼ぶ（図1）．
   偶然誤差は原因が明らかでない，さまざまな要因で構成されると考えられる．測定回数を増やしたりサンプルサイズを大きくしたりして，その平均値を算出することで小さくすることが可能である．
   一方，バイアスは常に一定の方向に偏る傾向をもち，その原因を正さない限りは，単に測定回数を増やしても取り除けない．
2. **バイアス（bias）**：バイアスはさまざまな名称をつけて呼ぶことがあるが，一般に①選択バイアス，②情報バイアスに大別される．さらに交絡をバイアスの一種とする考え方もあるが，本項では別の概念として扱う．

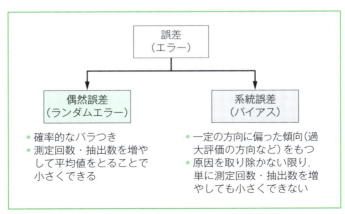

図1 誤差の分類

A 選択バイアス (selection bias)

調査対象集団から一定の傾向をもつ人が抜けていたりするために，評価が真の値からずれた結果となる．

自己選択によるバイアス (self-selection bias)

例1）インターネットによる商品の評価（書評など）

その商品に強い意見（肯定的または否定的な）をもった人が投稿する傾向があり，必ず

しもその商品を購入したすべての人の意見を反映していない可能性がある．また医学研究のために健康調査参加者を募る場合も，時間に余裕のある人，健康意識の強い人，持病をもつがゆえに診てもらいたい人などが集まる傾向があり，必ずしも対象としたい集団全体の特性を反映しない場合がある．

例2）健康労働者バイアス（healthy worker bias/healthy worker effect）

労働者集団と一般集団との比較には注意を要する．なぜなら前者は「労働ができる」という条件を満たした集団であり，年齢・健康度・社会経済状況などが非労働者集団と異なっている可能性があるためである．たとえば，有害な作業に従事する労働者であっても，もともとの健康度が非労働者に比べ高いため，有害事象が観察されにくい可能性がある．

例3）脱落によるバイアス（withdrawal bias）

臨床試験やコホート研究など対象者を追跡しアウトカムを評価する場合において，対象者が追跡途中で研究への参加を中止する（＝脱落する）場合に生じうるバイアスである．もし曝露因子の有無により脱落者のアウトカム発生確率が異なる場合は，曝露因子とアウトカムとの関連指標にバイアスが生じる．しかし現実には脱落者がアウトカムを発症したか否かは不明である（明らかであれば脱落とはいわない）．バイアスの評価として参加時点での属性を曝露の有無で比較することはあるが，直接的なバイアスの検証は困難である．

■ 選択バイアスへの対策

対象集団から無作為抽出を行い，協力率を100％近くにすることでバイアスを減らせる．しかし，相手がヒトの場合に，対象者の意図に反して研究に強制参加させることは倫理上許容されず，バイアスを完全に取り除くことが困難な場合もある．

選択バイアスはいったん起こった場合は対応がむずかしいため，選択バイアスが起こりにくい工夫が望まれる．

B 情報バイアス（information bias）

対象集団から曝露状況やアウトカムの情報を得る時点で起こるバイアスのことである．測定バイアス（measurement bias）ともいう．

例1）想起バイアス・思い出しバイアス（recall bias）

曝露情報が対象者の記憶に依存し，アウトカムの有無により思い出し方が異なる場合に問題となる．たとえば「乳がんは，過去の乳房への外傷に由来する」という俗説が広く流布している時代・地域においては，乳がん患者（アウトカムを有する者）のほうが非患者に比べ，過去の外傷歴（曝露情報）を思い出しやすいであろう．

例2）疑いバイアス（suspicion bias）・質問者バイアス（interviewer bias）

アウトカムの判定者が，対象者の特性や曝露状況を知ることにより判定が（意識する・しないは別として）偏ったり，一定のプロトコールに従わない場合に起こりうるバイアスである．

例として，認知機能の面接試験で，面接者は本来プロトコールに従い一貫した方法で判定すべきだが，被験者の成績が悪い場合にのみプロトコールから逸脱したヒントや助言を

与えて成績を"底上げする"傾向があれば，質問者バイアスが生じる.

　他の例では，いわゆるソフトエンドポイント（判定者の意向により判断が大きく異なる可能性のあるエンドポイント）をアウトカムとした薬剤臨床試験において，患者の割り付け（治療薬 vs プラセボ）をアウトカム判定者が知っている場合に，自分の信じる仮説に合致するようなアウトカムのほうに判定してしまう場合に起こりうる．ランダム化比較試験で「二重盲検」が望まれる理由は，このようなバイアスを最小にするためである.

情報バイアスへの対策

　曝露因子やアウトカムその他の重要因子を判定する（あるいはその決定権をもつ）判定者は対象者の特性を知ることで判定に偏りが生じないようにする必要がある．具体的には同一の明示された基準を用いて曝露因子・アウトカムを判定する，判定者に対象者の特性を知らせない盲検化などの手段を用いる.

疾病調査やスクリーニングに関連したバイアス

　この2つのバイアスは混同されやすい．病気の発見時点が早いか遅いかに由来するものがリードタイムバイアスであり，スクリーニングや調査により進行の遅い病気が見つかりやすい傾向と関連するのがレングスバイアスである．これらは選択バイアスまたは情報バイアスの一種であると考えられるが，特別の説明を要するためここで述べる.

1. リードタイムバイアス（lead time bias）

　スクリーニングの評価を行う際に，疾患が見つかってから死亡するまでの生存時間を，スクリーニングを行った群と通常診療群とで比較することがまず考えられるが，このような評価は多くの場合不適切である．なぜなら，無症状の人に行うスクリーニングでは，自覚症状出現により診断検査が開始される通常診療より早い時期に疾病が見つかることが多いためである．疾患を早く見つけた後に，たとえ早期治療を開始しなくても，早く見つかった分だけ生存時間が見かけ上は長くなる（＝見かけ上，予後がよくみえる）．この見かけ上延びた生存時間をリードタイムと呼び，スクリーンを受けた群が通常診療群と比較して見かけ上，生存時間が長くみえることをリードタイムバイアスと呼ぶ.

2. レングスバイアス（またはレングスタイムバイアス）［length（time）bias］

　疾患の中には同じ病名でも，ゆっくり進行するタイプと急速に悪化して死に至るタイプといった自然経過の異なるものが混在する場合がある（例：肺がんにおける非小細胞がんが前者に，小細胞がんが後者に多い）．スクリーニングで見つかる頻度が高いのは，図2に示すようにゆっくり進行する疾患である.

　したがってスクリーニングで見つかる患者は，進行が緩徐で比較的予後のよい患者に偏る傾向がある（「レングスバイアス選択」）．その場合，予後の悪い患者も含まれる比較対照群と比べると，見かけ上予後がよく，スクリーニングが有効であると誤った結論を下しかねない．このようにスクリーニングで発見されるのが進行緩徐で比較的予後のよい患者に偏る傾向をレングスバイアスと呼び，一部のがんなどにみられる現象である.

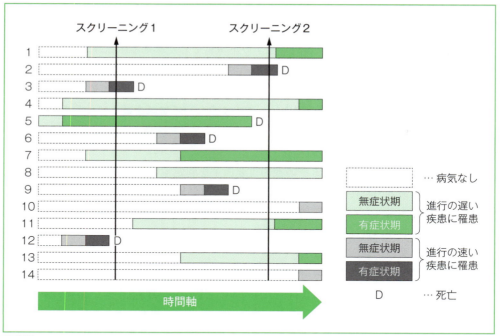

図2 レングスバイアス

進行の遅い疾患と速い疾患のどちらがスクリーニングで発見されやすいかを示した図．進行の遅い疾患（▭ ▬ で表示）に罹患した患者7人と速い疾患（▭ ▬ で表示）に罹患した7人との時間経過を横軸に示す．通常診療では有症状期でないと診断がつかないが，スクリーニングでは無症状期にも発見できるとする．対象者数は進行の遅い疾患と速い疾患に罹患した患者が各7人ずつであるが，定期スクリーニングを行った際に見つかりやすいのは，進行が遅い疾患患者の群である．すなわち図中のスクリーニング1で見つかるのは進行の遅い疾患4人，速い疾患1人（死亡者は除く）であり，スクリーニング2で新たに見つかる（スクリーニング1ですでに見つかった人を除く）のは進行の遅い疾患3人，速い疾患1人である．

C 交絡因子 (confounding factor)

> 交絡因子：調査目標とするアウトカムに，検討したい曝露要因以外の原因（または関連要因）が存在し，それが当該の曝露要因と関連しているとき，これらの原因（関連要因）を交絡因子と呼ぶ．

交絡因子が存在すると，調査対象とする曝露要因と調査目標とするアウトカムとを単純に（交絡因子を無視して）関連づけても，両者の間に存在する真の関連は観察できない．交絡因子は結果に偏り（バイアス）を与える原因の一つである．以下，2つの例で説明しよう．

例1）実際は関連がないのに，交絡因子のため見かけ上の関連が観察された例：
　　　「コーヒーと肺がんの見かけ上の関連に喫煙が交絡している例」

現在の医学的知見では，喫煙は肺がんの原因であるが，コーヒーが原因とは考えられていない．そのことが明確でなかった過去においてコーヒー摂取量（曝露要因）と肺がん発症（アウトカム）との関連をある集団で検討したとする．もしこの対象集団でコーヒー摂

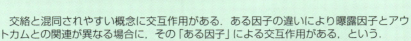

交互作用（効果修飾，効果指標修飾）(interaction, effect modification) COLUMN

　交絡と混同されやすい概念に交互作用がある．ある因子の違いにより曝露因子とアウトカムとの関連が異なる場合に，その「ある因子」による交互作用がある，という．
　たとえば，年齢（曝露因子）と疾病（アウトカム）との関連を示した模式図（図3a～c）で説明しよう．まず図3aに示したように，リスクの絶対値が男女で異なっていても関連の強さ（図では直線の傾き）が同じ場合は，性別による交互作用はなし，となる．次に図3bのように，男性では年齢上昇とともに疾病リスクが上昇する一方，女性では年齢上昇とともにリスクが低下する場合，年齢と疾病との関連は性別による交互作用がある，という．この場合は関係の方向が男女で逆であるため，「定性的」な（または質的な）交互作用といえる．一方，図3cでは関係の方向は男女で一緒であるが，関連の強さ（傾き）が男女で異なっている．このような場合も性別による交互作用があるといい，「定量的」な（または量的な）交互作用と呼ぶ場合がある．
　交互作用の有無を検討するにはこの例のように，交互作用と考えられる因子で層別解析する方法がもっともわかりやすい．その他，交互作用のある因子同士を掛け算した交互作用項を作成し，統計モデルに含める方法などがある．
　なお，交互作用を評価する際にはどのような統計モデルを用いたかによって，同じデータでも結果が異なることがある．そのため，データで観察された交互作用を「統計学的交互作用」と呼び，生物学的・社会学的な（真の）交互作用とは区別することがある．統計学的交互作用が認められた場合に真の交互作用の存在が示唆されるが，詳細な機序を明らかにするためには疫学以外の研究手法も含めて探索していく必要がある．

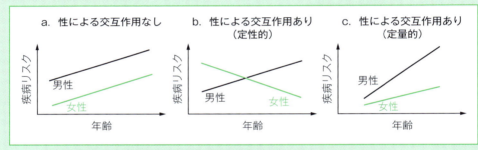

図3 年齢と疾病との関係における性による交互作用の例

取量の多い人ほど現在喫煙者＞過去喫煙者＞非喫煙者である傾向があれば，コーヒーを飲む人で肺がん発症が多いという見かけ上の正の関連が得られるであろう（図4a）．しかし，コーヒーと肺がんとに因果関係があるのか，隠れた真の原因として喫煙が影響しているかはこの解析結果からだけではわからない．

　この場合，図4bのように，対象者を現在・過去・非喫煙の3群に分けて解析をやり直してみると，いずれの群でもコーヒー摂取量と肺がんとに関連が認められず，全体でもコーヒーと肺がんは関連なし，と結論づけることができる．この場合「コーヒー（曝露因子）と肺がん（アウトカム）との見かけ上の関連には喫煙が交絡していた」，「喫煙はコーヒーと肺がんとの見かけ上の関連における交絡因子である」などと呼ぶ．

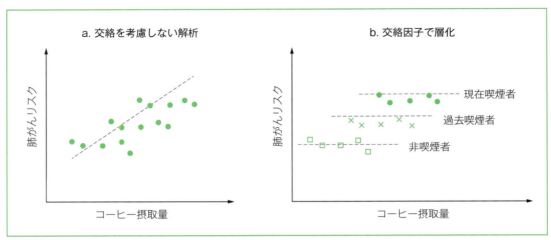

図4 コーヒーと肺がんの見かけ上の関連に喫煙が交絡している例

例2）実際は関連があるのに，交絡因子のため見かけ上，関連が観察されなかった例：「食塩と血圧の真の関連が，年齢による交絡のため観察されにくい例」

図5aは，食塩摂取量と血圧との間に見かけ上は意味のある関連はないことを示しているが，同じデータを年齢階級別（ここでは年齢を3つの階級に分けている）に見直してみると，図5bのようにどの年齢階級でも食塩摂取量と血圧の間に正の関連が認められる．この場合，「食塩摂取量と血圧との間には関連がある」が正しい結論である．これは，食塩摂取量とは独立に年齢が血圧と関連しているために，両者とも考慮して検討しなければ，正しい関連がみえてこないという例である．この場合は「食塩摂取と血圧との間に年齢が交絡していたため，交絡を考慮しない解析では関連が見出せなかった例」といえる．

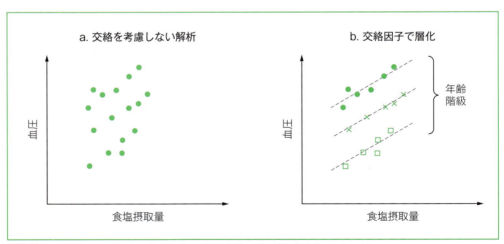

図5 食塩と血圧の真の関連が年齢による交絡のため観察されにくい例
a：年齢による交絡のため食塩摂取量と血圧との関連が認められない．
b：交絡制御のため年齢階級で層別化すると食塩摂取量と血圧との正の関連が明らかとなる．

■中間（媒介）因子 (intermediate factor)

　交絡とは異なるが，関連する重要概念に「中間（媒介）因子」がある．たとえば，食塩摂取量（曝露因子）と脳卒中罹患率（アウトカム）との関連を検討したいとする．食塩の過剰摂取が血圧を上昇させ，高血圧により脳卒中が起こると考えた場合，血圧は「食塩と脳卒中の因果関係の間に位置する"中間因子"（または"中間媒介因子"）」と呼び（図6のM），交絡因子ではない．この場合，中間因子である血圧の影響を統計的に調整してしまうと，食塩摂取量と脳卒中罹患率との関連についての解釈が正しくできない．

　曝露因子とアウトカムとの真の関連をみるために，交絡因子の影響は取り除くべきであるが，中間媒介因子は取り除くべきではない．両者の区別には，図6および後述するような因果関係の図式化（図7）が参考になる．曝露因子とアウトカムとの間で想定している因果関係の流れの，どこに問題となる因子が存在するかを検討する（次項「交絡の判定」参照）．

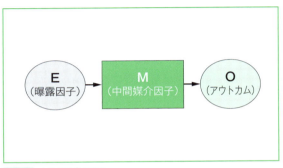

図6　中間媒介因子
図のようにE→M→Oの関係がある場合は，Mは，E→Oとの関連における中間媒介因子である．たとえばE＝食塩摂取，M＝血圧，O＝脳卒中．

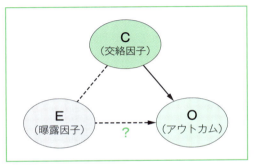

図7　交絡因子か否かの判定
E ----▶ O（EがOの原因か否かを検証したい）
C ----- E（CはEと関連あり）
C ——▶ O（CはOの原因または予測因子である）
例：E＝コーヒー，C＝喫煙，O＝肺がん（本文参照）

■交絡 (confounding) の判定

　交絡の判断には，図7のような因果関係を矢印で示した図が参考になる．コーヒー（曝露因子：E）と肺がん（アウトカム：O）との例で考えてみよう．コーヒーと肺がんとには見かけ上，正の関連が観察されたが，その陰には交絡因子（C）として喫煙が存在していた．この場合，交絡因子（C）には以下のような性質がある．①喫煙（C）は肺がん（O）の原因である．②現在喫煙＞過去喫煙＞非喫煙の順にコーヒー摂取量が関係していたように，喫煙（C）とコーヒー摂取（O）に分布上の関連がある．③しかし，"コーヒー摂取が多いことが原因で喫煙量が増え，やがて肺がんになる"という因果関係は考えにくい（もしこの関係が成り立っているならば，E→C→Oとなり，Cは図1で示した中間媒介因子となる）．

　これを一般的な表現で言い換えると次のようになる．①交絡因子（C）はアウトカム（O）の真の原因または予測因子である．②交絡因子（C）は曝露因子（E）と分布上の関連がある（C→Eの因果関係であってもよいが，本例のように因果関係がない場合も含む）．③

交絡因子（C）は，曝露因子（E）とアウトカム（O）との因果の連鎖の中間因子ではない．一般に交絡因子はこの3つの性質を満たすことが多い［先の，食塩摂取（E），血圧（O），年齢（C）との例に戻って，図6に当てはめて考えてみよう］．

D 交絡因子の制御方法

交絡因子を制御する，すなわち，その好まざる影響を可能な限り除去する方法は研究手法によって異なるが，大きく分けて，調査時に行う方法（その計画は調査前に立てるため，事前の処理とも呼ぶ）と，解析時に行う方法（調査後に行うため事後の処理とも呼ぶ）があり，できるだけ事前に行うことが望ましいと考えられている．

事前に行う方法には，
　①限定（restriction）
　②無作為化（randomization）
　③マッチング（matching）
などがある（表1）．横断研究，症例対照研究，コホート研究を含むあらゆる疫学研究で用いられるのが「限定」である．しかし，現実的には十分な数の対象者が得られないという問題をはらんでおり，その実行は困難な場合が多い．性，年齢，居住地域など，限定したい因子が多い場合はさらに困難となる．なお，「限定」は解析時に対象から外すなど，事後の処理として行うこともできる．

表1 交絡因子（例：年齢）を混入させないための調査方法

調整方法	主に用いる研究手法	具体例
限定	あらゆる疫学研究	ある年齢階級に限って行う
無作為化	ランダム化比較試験	年齢が偏らないように無作為に集団を2群に分ける
マッチング	症例対照研究	それぞれの症例に対して年齢が近い（±2歳未満などの）対照を選ぶ

事後の方法（解析方法）には，
　①層別解析（stratified analysis）
　②多変量解析［multivariate（multivariable）analysis］
　③標準化（standardization）
などがある（表2）．図4bが交絡因子（喫煙）で層別解析して交絡の制御を行った例である．層別解析と多変量解析とは必ずしも区別できるものでなく，多変量解析は部分的に層別解析を含んでいる．実際には多くの層に分けて解析を行い，それを数学的に統合して結果を導くため，各層に割り当てられる対象者数が極端に少ない（たとえば，5人未満）と信頼度の高い結果は得られない．たとえば，年齢の影響を調整したうえで要因Xと結果Y（多くの場合，疾病）との関連を検討したいと考えても，年齢の分布が大きく偏っていて，ある年齢階級に属する人数が極端に少ないような場合には，その適用は困難となる．したがって，事後の方法によって交絡因子の影響を調整したい場合には，調整したい因子

D 交絡因子の制御方法

の分布を調査前にある程度把握しておくことが必要である．さらに，解析に投入される因子の分布や誤分類の可能性および因子間相関などに関して適応上の留意事項があるため，調整したい因子を十分に調整することは実際には必ずしも容易ではない．③標準化については別項（p19，3章の「死亡率と年齢調整（標準化）／ 2. 年齢調整死亡率」）参照．

　いずれにせよ，交絡因子と考えられる変数は事前に調査項目に入れておくことが非常に重要である．調査していない項目には，これらの「事後の方法」を適用することはできないためである．また，結果を考察する段階で，交絡の可能性の大小を考慮する姿勢も重要である．

表2 交絡因子を調整するための解析方法

調整方法	解析手法の例	具体例
層別解析	層別（化）解析	性別や年齢など，交絡因子と考えられるものについて，いくつかの群に分け（＝層化し）て，各層ごとに解析を行い，層ごとの結果を提示する方法．
多変量解析	マンテル・ヘンツェル検定（Mantel-Haenszel test）	2つの要因間の関連を検討する場合に，調整したいカテゴリー因子で層別解析を行い，各層における関連指標（リスク比やオッズ比）を重み付け平均として数学的に統合し，1つの要約値として提示する方法．すべての層において関連指標が比較的同様であることを前提としている．
	重回帰分析	結果（アウトカム）に影響を与えていると考えられている複数の因子で多項式をつくり，多項式によって推定される結果が，観察された結果をもっともうまく説明するように，多項式内の係数を決定する方法． アウトカムがカテゴリーである場合（多くの場合は，生存か死亡か，病気があるかないか，という2値である）は，ロジスティック回帰分析となる．このほか，アウトカムが時間の要素を含むカテゴリーである場合はコックス比例ハザード回帰分析（例：病気発症までの時間）を，事象の数などの場合はポアソン回帰分析（例：1年当たりの新規発症患者数）を用いることが多い．
標準化[注]	直接法，間接法	複数の集団で観察された疾病・死亡などの頻度について，基準集団を設定し，年齢や性の分布をその基準集団に揃えて（＝標準化して）から比較する方法．

[注] 詳しくは，p19，3章の「死亡率と年齢調整（標準化）／ 2. 年齢調整死亡率」参照

📝 レポート課題

1. 交絡因子の存在が解析結果に及ぼす影響について調べてみましょう．
2. 交絡因子となるための条件について調べてみましょう．
3. 交絡因子がアウトカムに及ぼす影響を知るために，交絡要因の調整前後のデータが示されている文献を1つ選んで，その違いについて調べてみましょう．

10章 因果関係

A 関連の種類

因果関係：「原因-結果」の関係

疫学データの分析では，まず，特定の要因と疾病との間に統計学的関連があるか否かを検討する．表1に示したように統計学的に有意な関連があった場合でも，即，因果関係があるとはいえない．

表1 関連の種類と原因

関連の種類		関連の真偽	関連が生じた原因	例
因果関係	「結果-原因」	真	逆の因果関係	現在の喫煙状況と喘息有症率との関連を調べたところ，現在喫煙と喘息との間に負の関連（予防的な関連）が認められた．喘息患者の多くが喫煙を止めていたためと考えられる
	「原因-結果」	真	因果関係	喫煙が喘息の原因となる
偽の関係	偶然	偽	偶然誤差	p83，9章「バイアスと交絡」参照
	バイアス	偽	系統誤差	

B 因果関係の判定

因果関係を積極的に支持する根拠として，第一に関連の時間性，つまり曝露が結果因子の生じる前に存在しているかどうかを考慮する必要がある．曝露が結果因子発生の後に存在するならば，ただちに因果関係は否定される．その他の根拠として，ある研究から得られた関連が他の研究と一致する場合，また関連が強ければ強いほど，一般に偶然やバイアスによって生じた関連である可能性は小さくなる．量-反応関係は，因果関係を示唆する積極的な証拠となる．生物学的妥当性も因果関係を導く際の重要な判断材料となる．しかしながら，関連の一致性，関連の強さ，量-反応関係，生物学的妥当性のいずれかの根拠が否定されたからといって因果関係が否定されるわけではない（表2）．

10章　因果関係

表2　因果関係の積極的根拠となるもの

関連の時間性	曝露因子がアウトカムの生じる前に存在すること
関連の一致性	研究から得られた関連が，研究デザインの異なる他の研究の結果と一致すること
関連の強さ	曝露因子とアウトカムの関連が強いこと．たとえば，オッズ比や相対危険が1よりも非常に大きいか，もしくは小さいこと
量-反応関係	曝露因子が大きいほどアウトカムのリスクが高くなること
生物学的妥当性	疫学以外の知見と矛盾せず，実験データや動物実験で因果関係の説明が可能なこと

レポート課題

1. 1つの疫学研究の結果から，因果関係が断定できるかどうかを考えてみましょう．
2. 簡単に因果関係を推定できない理由を考えてみましょう．

11章 スクリーニング

A 定義・目的

定　義

　比較的簡単かつ安価な検査を用いて，スクリーニング（screening）の目的とする疾病（健康障害）の症状のない人を対象に，その疾病に罹患している可能性（あるいは将来罹患する可能性）が高いのかそうでないのかを，ふるいわけすること．

目　的

　スクリーニングを受けた集団において，その目的とする疾病の重症化，死亡リスクなどを減じることがスクリーニングの目的である．スクリーニングで陽性となった場合，確定診断のうえ，適切な治療につなげる．

意　義

　早期発見・早期治療が，その疾病の進展を遅らせる・進展を止める，あるいは治療が遅れるほど，その治療効果が減じると仮定される場合に，スクリーニングの意義が存在する．

対象疾病

　症状が出る前の局面で発見可能な疾病であり，早期治療が症状進展後の治療に比較して明らかに効果が認められる疾病が対象となる．つまり，症状が出るまでに発見できない疾病や，早期に治療したからといって，効果が認められない疾病は対象とならない．

スクリーニングの例

　健康診断として血圧検査，がん検診として乳がんのマンモグラフィー検査，大腸がんの便潜血検査などがある．

11章 スクリーニング

B スクリーニング実施上の原則

1. 目的とする疾病に罹患すると，重篤な健康問題が発生する
   → 頻度が高い，または頻度が低くても早期に治療する必要のある疾病
2. 早期に発見を行った場合に，適切な治療法がある
   → 早期発見は，その疾病を治療する方法の見通しが立つ場合にのみ行われるべきである
3. スクリーニング陽性者の確定診断ができる手技，施設がある
   → 陽性者の確定診断や疾病治療が受けられる保証が必要である
4. 目的とする疾病に，潜伏期あるいは無症状期がある
   → 臨床的に認められる潜伏期のない疾病（例：多発性硬化症）ではスクリーニングは困難である
5. 目的とする疾病に対する適切なスクリーニング検査法がある
   → 検査法は有効性（敏感度，特異度）が高く，測定者による変動が少ないことが条件となる
6. 検査方法が集団に対して適用可能であり，受け入れやすい
   → 省時間，安価，苦痛の少ない，危険を伴わないことが条件となる
7. 目的とする疾病の自然史がわかっている
   → 多くの調査研究により，疾病の自然史が明らかであることが望ましい
8. 患者，要観察者に対する追跡（follow-up）システムが確立している
   → 要観察者は，その後の経過を追跡観察されなければならない
9. スクリーニング事業の費用-便益が成立する
   → スクリーニングにより疾病予防対策の効率の向上が期待されること
10. スクリーニングの意味，内容が受診者に周知されている
    → スクリーニングに対する過度の期待を防ぐこと

（Wilson JMG et al：Principle and Practice of Screening for Disease, World Health Organization, Genova, 1968 より引用）

　敏感度と特異度によりスクリーニングの妥当性が決まる．十分な妥当性に加えて，スクリーニングでは，コストが安いこと，簡便であること，侵襲が少ないこと，合併症が伴わないことが必要である．

C スクリーニングの妥当性の検討

1. 敏感度（sensitivity）：ある疾病をもつ人のうち，その検査で陽性となる人の割合
2. 特異度（specificity）：疾病をもたない人のうち，その検査で陰性となる人の割合

■ 有効性の指標

　有効性とは，疾病の有無をどの程度の正確さで区別できるかをいう（表1）．

C スクリーニングの妥当性の検討

表1 敏感度と特異度の求め方（あるがんのスクリーニング検査）

		疾病の有無（人）		合計
		あり（がん）	なし（正常）	
検査結果	陽性	真陽性（TP）(24)	偽陽性（FP）(92)	TP＋FP (116)
	陰性	偽陰性（FN）(8)	真陰性（TN）(166)	FN＋TN (174)
	合計	TP＋FN (32)	FP＋TN (258)	290

有病者　　　　　　　健常者

- 敏感度 ＝ ｜TP/（TP＋FN）｜ ×100（%）＝（24/32）×100＝75%
- 特異度 ＝ ｜TN/（FP＋TN）｜ ×100（%）＝（166/258）×100＝64.3%

- 偽陽性率 ＝ ｜FP/（FP＋TN）｜ ×100（%）＝（92/258）×100＝35.7%
  →疾病のない者を陽性とする割合
- 偽陰性率 ＝ ｜FN/（TP＋FN）｜ ×100（%）＝（8/32）×100＝25%
  →疾病異常者を検査で陰性とする割合
- 陽性反応的中度 ＝ ｜TP/（TP＋FP）｜ ×100（%）＝（24/116）×100＝20.7%
  →検査陽性者中の疾病ありの割合
- 陰性反応的中度 ＝ ｜TN/（FN＋TN）｜ ×100（%）＝（166/174）×100＝95.4%
  →検査陰性者中の疾病なしの割合
- 有病率 ＝（TP＋FN）/（TP＋FN＋FP＋TN）×100（%）＝32/290＝11.0%

有病率の変化は敏感度と特異度に影響を与えないが，陽性反応的中度は影響を受ける．有病率が高まると陽性反応的中度が上昇し，逆に，有病率が下がると陽性反応的中度も低下する（表2）．

表2 有病率と陽性反応的中度の関係（敏感度60%，特異度80%の場合）

集団A：有病率が1%の集団

		疾病の有無（人）		合計
		あり	なし	
検査結果	陽性	6	198	204
	陰性	4	792	796
	合計	10	990	1000

陽性反応的中度＝6/204×100＝2.9%

集団B：有病率が10%の集団

		疾病の有無（人）		合計
		あり	なし	
検査結果	陽性	60	180	240
	陰性	40	720	760
	合計	100	900	1000

陽性反応的中度＝60/240×100＝25%

有病率1%の集団と有病率10%の集団で同じスクリーニングを実施した場合，陽性反応的中度はそれぞれ2.9%と25%で，大きな違いが生じる．つまり，スクリーニングを実施する際は，その集団の対象となる疾病の有病率を把握しておく必要がある．

スクリーニングの妥当性

理想的な状況は，検査の敏感度と特異度がともに100％のときである（図1a）．しかしながら，現実的には図1bのように，疾患のない群と疾患のある群は，オーバーラップする．この場合，検査の陽性と陰性を分けるカットオフポイントは任意である．図1bから図1cのようにカットオフポイントをずらすと，疾患なし群で疾患ありと判定される人は減る，つまり特異度はよくなるが，一方，疾患あり群で疾患ありと判定される人の割合は少なくなり，敏感度は低下する．逆に図1dのようにカットオフポイントをずらすと，疾患あり群で疾患なしと判定される人は減る．つまり敏感度はよくなるが，疾患なし群で疾患なしと判定される人は少なくなり，特異度は低下する．

したがって，同じ検査方法を使用している限り，カットオフポイントの設定を変えることで敏感度と特異度を同時に高めることはできない．一方が高まると，もう一方が低下するという敏感度と特異度の関係はトレイドオフ関係にある．

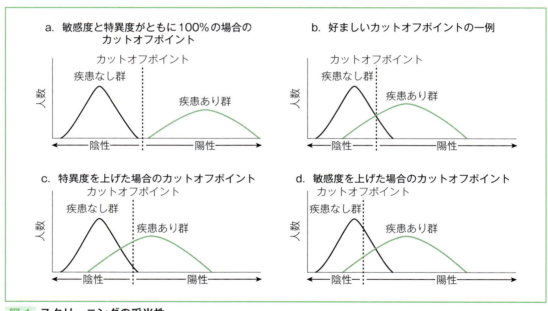

図1 スクリーニングの妥当性

複数の検査がある場合，どの検査がより好ましいかを判定するため，受信者動作特性曲線［receiver operating characteristic (ROC) curve］を用いる．ROC曲線の縦軸は敏感度，横軸は［1−特異度］である．曲線下面積（area under the curve：AUC）が大きい検査のほうが好ましいと一般的にはいわれているが，疾患の重篤度や精密検査体制などを総合的に判断して決めるのがよい．陽性と陰性のカットオフポイントは，グラフの左上に近い点が好ましい（図2）．

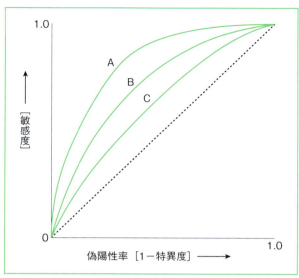

図2 受信者動作特性（ROC）曲線

> COLUMN
>
> **検査前確率と尤度比**
>
> 　事前確率（検査前確率）とは，ある人物C氏が検査を受ける前に疾病Dを有する確率のことで，C氏が属する特定の集団の有病率を適用する．事後確率（検査後確率）は検査の結果が出た後の疾病Dを有する確率のことで，検査が陽性の場合，陽性反応的中度と一致し，検査が陰性の場合，（1－陰性反応的中度）と一致する．
>
> 　3章で学んだように，C氏が属する集団における疾病Dの有病率はたった1つのはずである．事前確率（検査前確率）を考える場合，C氏が属するどの集団の有病率を活用するのかという点に注意したい．たとえば，表2で同じ疾病の有病率が集団Aと集団Bで異なっているが，集団Aを特定健診受診者集団とし，集団Bを診療所受診者集団と考えることができる．特に症状がなく特定健診を受診した集団では疾病Dの有病率は1%となり，何らかの症状のため診療所を受診した集団では疾病Dの有病率が10%になることはありえる話である．この場合，C氏の事前確率は，特定健診受診者集団である集団Aに基づくと1%になる一方，診療所受診者集団である集団Bに基づくと10%になる．このように事前確率が異なると，C氏の事後確率も異なる．
>
> 　尤度比（likelihood ratio）とは，疾病Eを有する人がある検査結果となる確率を，疾病Eを有しない人が同じ検査結果となる確率で割ったものである．尤度比が大きいほど疾病Eである可能性が高まり，確定診断に有用と判断される．逆に，尤度比が0に近づくほど，疾病Eでない可能性が高まり，除外診断に有用と判断される．尤度比が1に近いほど，その検査から疾病Eの診断に有用な情報は得られない．
>
> $$\text{尤度比} = \frac{\text{疾病を有する人がある検査結果となる確率}}{\text{疾病を有しない人が同じ検査結果となる確率}}$$
>
> $$\text{陽性尤度比} = \frac{\text{疾病を有する人がある検査陽性となる確率}}{\text{疾病を有しない人が同じ検査陽性となる確率}} = \frac{\text{敏感度}}{1 - \text{特異度}}$$
>
> $$\text{陰性尤度比} = \frac{\text{疾病を有する人がある検査陰性となる確率}}{\text{疾病を有しない人が同じ検査陰性となる確率}} = \frac{1 - \text{敏感度}}{\text{特異度}}$$
>
> ベイズの定理（Beyes' theorem）により，事後確率オッズ＝事前確率オッズ×尤度比となる．
> （確率オッズ＝$\frac{\text{確率}}{1-\text{確率}}$）

11章　スクリーニング

📝 レポート課題

1. 複数の集団で同じスクリーニングをする場合，どのような点に注意する必要があるかを考えてみましょう．
2. カットオフポイントと敏感度および特異度との関係をまとめてみましょう．

12章 情報収集方法

A 種類

　疫学研究で使用する情報には，その研究のために収集する一次情報と，別の目的のために収集された二次情報とがある．また，対象者の回答などによる主観的情報と，計測・検体分析・第三者の評価などによる客観的情報とがある．情報収集を行う際には，調査対象について，標本の抽出方法を決める．そして調査票や客観的な方法などにより情報収集を行う（p32，4章-C「標本の抽出方法と問題点」参照）．

1. 一次情報（primary information）

　主観的情報（subjective information）は，調査票や面接などによって得られるものである．客観的情報（objective information）は，血液検査，身体計測，身体能力検査，画像診断など種々ある．近年は情報通信技術の進歩によって，身体活動量計や種々のセンサーを使用して計測を行ったり，また食事を写真に撮ってもらったりするなどの方法もある．血液検査では，すぐに検査する場合や，DNAの抽出を行って凍結保存して将来的にゲノム解析を行う場合などがある．主観的情報の中には生年月日のように客観性の高い情報もあり，一方，客観的情報の中にはX線写真を医師が読影したものなど，若干の主観が含まれる情報もあり，完全には分けられない．

2. 二次情報（secondary information）

　二次情報としては，診療録情報，健診情報，死亡情報，要介護認定情報，がん登録情報などがある．健診の問診票情報など一部主観的な情報も含まれるが，多くは客観的な情報である．情報の取得には状況に応じた方法での倫理的配慮や倫理審査などの手続きが必要となる．なお，地域単位などで集計済みの情報については種々の情報が公表されている（p133，16章「保健統計調査」およびp137，17章「診療関連データベース」参照）．

B 調査票などによる調査法

　調査法の種類を表1に示す．大きく分けると，調査対象者がみずから調査票に記入する自記式と，調査員が記入する他記式とがある．また自記式においても，本人が記入することがむずかしい場合には，家族などが代理で記入する場合もある．それぞれの調査法には利点や欠点があり，それらを踏まえて選択する必要がある．

101

12章 情報収集方法

表1 調査法の種類とその比較

	自記式（対象者らが記入）				他記式（調査員が記入）	
調査方法	郵送調査	留め置き調査	集合調査	インターネット調査	面接調査	電話調査
回収・回答方法	郵送で配付，回収	調査員が配付，回収	会場で記入	インターネットで回答	調査員が面接	電話で質問
労力	中	大	小	小	大	中
回収率（協力割合）	低	高	高/低[*1]	低	高	中
回答の漏れ	大	小[*2]	大〜小[*2]	小	小	小
回答内容の妥当性	小	小	中[*3]	小	大	大
プライベートな質問	可能	可能[*4]	やや困難[*5]	可能	困難〜可能	やや困難
客観的情報の収集	困難[*6]	可能	可能	困難	可能	困難

[*1] 事業参加者を対象とする場合には高く，地域住民を対象に会場に集合してもらう場合には低い
[*2] 回収時に内容確認をすれば小さい
[*3] 質問の趣旨などを補足説明することが可能
[*4] 内容確認が行われることを意識すると，やや困難
[*5] 周囲の人にみられる恐れがあると困難
[*6] 髪の毛や血液を濾紙に染みこませたものを送付してもらう場合もある

自記式調査

1. 郵送調査

　調査票の送付および回収を郵送によって行う．郵送料などがかかるが比較的安価に大規模調査を行うことができる．ただし，回収率（協力割合）が低くなりがちであり，督促を行ったり，謝礼を出したりなど工夫が必要である．督促は，回答の御礼と督促を兼ねた葉書を対象者全員に出す方法や，未回答の人のみに調査票を再度送って督促する方法などがある．調査には，誰が回答したかを把握する記名式と，把握しない無記名式がある．コホート研究では記名式を採用して，追跡データと結合することになる．整理番号などを使って，氏名はわからないがデータ結合できるようにする場合もある．その場合は，データ結合を行う旨などを対象者に説明しておく必要がある．横断研究などにおいて，記名式では回収率が下がると考えがちであるが，未回答者を把握して督促を行うなどすると，結果的に記名式のほうが回収率があがることも多い．対象者名がわかる場合には，あらかじめ回答用紙に氏名や整理番号などのラベルを貼っておく方法もある．ただし，たとえば性生活や未成年の喫煙など，人に知られたくないプライベートな内容についての調査の場合には無記名式で行うのが一般的である．客観的な情報の収集は一般的には困難であるが，たとえば髪の毛や血液を濾紙に染みこませたものを送付してもらうなどを行うこともある．

2. 留め置き調査

　調査票の配付や回収を訪問によって行う方法である．配付または回収のいずれかを郵送によって行う方法もある．プライベートな質問についても，封筒に入れて封をして回収す

102

る場合には比較的回答しやすいが，回収時に内容確認が行われることを意識すると回答が躊躇されうる．

3. 集合調査

会場に集合して調査する方法である．健康教育の評価として，実施直後に会場で調査を行うなどすると回収率は非常に高くなる．教室を終了する前に調査票に記入してもらう時間を設けると，よりきちんとした回答が得られる．対象者全員に質問の趣旨などを補足説明することが可能な点もメリットである．プライベートな質問が含まれる場合，周囲の人にみられる恐れがあると回答が困難かもしれない．国民健康・栄養調査の身体状況調査のように，地域の対象者に対して会場に集まってもらうことを依頼すると，一般的に協力割合はあまり高くない．

4. インターネット調査

何らかのサイトに会員登録している人などを対象とする場合が多く，簡便に調査を行うことができる．選択バイアスが大きくなる恐れがあるが，研究目的によっては有用である．

他記式調査

1. 面接調査

家庭などを訪問して行う場合と，会場などにきてもらって面接する方法とがある．

2. 電話調査

電話番号をすでに把握している対象に実施する方法のほか，無作為に選定した番号に電話する方法（random digit dialing：RDD）が使われることが多くなっている．その場合には，何人家族かを聞き，年長者から何番目を調査対象とするかなどを無作為に選ぶ方法もある．十分な回収率を得ることがむずかしかったり，また携帯電話のみで固定電話の契約をしていない人なども増えていたりするため，地域住民の中での調査対象が偏ってしまう恐れがある．

面接調査や電話調査においては，コンピュータを使い，回答内容によって次の質問の内容を変える computer-assisted personal interviewing（CAPI）が使われる場合もある．

C 調査票の作成

調査票を作成する際には，まず全体の分量を決める．分量が多すぎると回収率が下がる恐れがある．対象者の属性や調査内容への関心度などによって，上限となる分量が異なる．

調査票の構成

①調査名，②依頼文，③基本的属性（フェースシート），④本体，⑤謝辞からなることが多い．調査名は，研究の正式名称とは異なってもよいので，対象者が親しみやすく，対象者から研究事務局に問い合わせなどがきた際にお互いにわかりやすい名称をつけるとよ

い．依頼文は，調査の目的，協力を依頼したい旨，回答期限，回収方法，研究の実施主体，問い合わせ先，その他倫理的に説明が必要な事項などを記載する．インフォームド・コンセントの意義と，調査に協力しようと思ってもらうという意義とがある．基本属性は，必ずしも質問の冒頭に配置する必要はなく，たとえば年齢や所得など，若干答えにくい質問については調査票の最後に入れる形もよい．謝辞は，「ご協力ありがとうございました」などと入れておくとよい．

調査の質問文

信頼性・妥当性の確保や，他の調査との比較のために，基本的に既存の調査票から採用するのがよい．しかし，新しいテーマについての研究の場合や，既存の調査票に限界がある場合には新規に質問文を作成する．質問文は簡潔でわかりやすいものとし，次のような質問文は避けるようにする．

- 二重否定（例：「朝食を食べないことはありませんか」）
- 複数の意味のある言葉（例：「今朝は，ごはんを食べましたか」→朝食の欠食か，米飯の有無か，聞きたい内容が不明瞭）
- 定義の曖昧な言葉（例：「あなたは，お酒をたくさん飲みますか」よりも，「あなたは，1週間に6日間以上お酒を飲みますか」など，頻度や量を聞くほうがよい）
- 複数の論点を含んだ質問（例：「健康のために，定期的に運動していますか」→健康のためではなく趣味で運動している場合に，どのように回答すればよいかわからない）
- 対象者が理解できない言葉（例：「眩暈がありますか」→読めない可能性もあるので平仮名で「めまい」と書くほうがよい）

回答形式

選択回答，記述回答，その他があり，下記の点に注意する．

1. 選択回答

- 選択回答には単数選択と複数選択があり，いずれであるのか迷わないようにする．
- 選択肢はシンプルでわかりやすくする．
- 単数選択の場合，複数の項目に該当する人がいないか検討する．また，どれにも該当しない人がいそうな場合には，「その他」や「どれにもあてはらまない」という選択肢を加える．
- 複数回答の場合は，いくつでも選択してよい場合と3個以内などと限定する場合とがある．数を限定した場合には，選択した人が相対的に多いか少ないか選択肢間の比較はできるが，何％の人が選択したという絶対値には意味がなくなる．該当するものをすべて選んでもらったうえで，もっとも重要なものを1つ記載してもらうなどの形もある．

2. 記述回答

- 記述回答は，言葉で自由に記載してもらう形であり，質的研究や混合研究法（質的デー

タと量的データを統合する研究手法）として活用できる．一般的に，数量的に分析するのであれば選択式にするのがよいが，職業や死因など種類が多数ある場合には記述回答をしてもらい，後から分類する場合もある．

3. その他の回答

- その他の回答方法としては，Visual Analogue Scale（VAS）などもある．これはたとえば，調査票に長さ 10 cm の横棒を書いておき，左端はまったく該当しない，右端は完全に該当するものとして記載しておく．回答者には，自分の答えに当てはまる場所に印をつけてもらい，調査者が左端からの長さを計測してデータ化する．

13章 情報処理

A 情報処理の基礎

1. 保健医療情報

　保健医療分野で取り扱う個人，あるいは集団の情報を保健医療情報という．疫学研究で取り扱う情報は，対象者の健康に関する個人情報（例：既往歴，家族歴，生活習慣，健診・検診結果など）や，対象となる集団の健康に関する集団全体の情報（例：罹患率，死亡率，喫煙率など）である．

　保健事業や診療活動のために，対象者から情報を得ることを情報の一次利用，一次利用のために集められた情報を研究に利用することを二次利用という（p133，16章「保健統計調査」および p137，17章「診療関連データベース」参照）．

2. データの電子化

　電子化とは，調査研究や保健事業・日常診療で得られた情報を，コンピュータで利用可能なデータにすることである．調査で得られた情報は，そのままコンピュータでは使えないので，コンピュータ利用できるデータに変換する必要がある．アンケート調査の場合，数字やアルファベットに置き換え，表計算ができるように行（ケース）と列（変数）に整理して入力し，インタビュー調査で録音した情報は文字に起こし，テキストデータにした後，コード化し，カテゴリー化して入力する．

　電子化されたデータ（以下，電子データ）は容易に複製でき，情報を共有することができる．複製した電子データをバックアップデータとして別に保管しておくと，コンピュータで作業中のデータが消えてしまったときに予備として使うことができる．

　一方，電子データはいったんネット上に流出すると「拡散」を止めることが困難である．情報の漏洩や改ざん，消滅や破壊がないように対策すること（情報セキュリティ）が必要である．

3. データベース (database)

　データベースとは，コンピュータで相互に関連するデータをあらかじめ定義した形式に整理（標準化）・統合して，検索しやすくしたファイルとそのファイルの共用を可能にするシステムのことである．電子データはデータベース化されることで，はじめて集計や分析が可能となる．

4. レコードリンケージ (record linkage)

　レコードリンケージとは，1つの統計調査データからだけでは得ることのできない重要

な情報を得るために，個人同定情報（氏名，生年月日，性，年齢，保険者番号など）や識別コード（ID）を手がかりとして，同じ対象者に実施された複数の統計調査データを連結（照合）して利用することである．レコードリンケージを行うことにより，分析に利用できるデータの情報量を増やすことができる．

B 情報セキュリティ（information security）

セキュリティとは，コンピュータやネットワーク上にある情報や情報システムなどを，不正なアクセスや漏洩，改ざん，破壊などから守ることである．①機密性の確保，②完全性の確保，③可用性の確保は情報セキュリティの3要素と呼ばれている［経済産業省，日本ネットワークセキュリティ協会：情報セキュリティの3要素（http://www.jnsa.org/ikusei/01/02-01.html）（最終アクセス2018年8月2日）］．

①機密性の確保は，情報漏洩防止やアクセス権の設定などの対策を行い，情報へのアクセスを許可された者だけが使用できる状態にしておくことである．認証技術により，アクセス権所有者を確認するとともに，アクセス制限を行い，許可された情報のみにアクセスさせる．定期的なアクセスログの記録など，不正アクセスの監視を行う．通信文の暗号化[脚注]，ユーザー認証機能などにより情報システム間の機密性を確保する．

②完全性の確保は，データの改ざんや破壊の防止・検出などの対策を行い，情報が正当な権利をもたない人により変更されていないことを確実にしておくことである．通信文の暗号化は，データの送受信の際の内容の改ざんに対して有効である．

③可用性の確保は，電源対策やシステムの二重化などの対策を行い，情報を必要なときに使用できることである．システムの冗長化により，最低限必要な量より多めに設備を用意することで，一部の設備が故障してもサービスを継続して提供できる．データの複製をバックアップデータとして保管しておくと，トラブルが発生してデータが消えてしまった際に保管した複製データを使うことができる．

コンピュータウイルス感染による情報漏洩，データの改ざんや破壊を防ぐためには，ウイルス対策ソフト導入のほかにも，パソコンのソフトを最新に保つ，パソコンとネットワークを接続するルーターのファイアーウォール機能を有効にする，不審なプログラムファイルを開かないことなどが必要である．

個人情報保護の体制づくりについては，p143，18章-B「個人情報保護」も参照されたい．

[脚注]暗号化：データを特別な方法で別の情報に変換し，第三者に内容が知られないようにすること．受診者が暗号鍵（特別な情報）で復号すると元のデータに戻る．

C 文献検索 (p79, 8章「システマティックレビュー」も参照)

1. 一次情報と二次情報

　一次情報とは症例報告や記述疫学，横断研究，コホート研究，ランダム化比較試験などのオリジナルの研究論文をいう．

　二次情報とは一次情報の内容を要約し，タイトル，著者名などをつけ，検索しやすくしたデータベースや一次情報を加工して作成した系統的レビュー，診療ガイドライン，教科書などをいう．

　雑誌論文には，オリジナルな成果を発表する原著論文も二次資料とされるレビュー論文も含まれている．国内雑誌のデータベースとしては，医学中央雑誌，CiNii，J-STAGEなどがあり，国際雑誌のデータベースとしては，PubMedやMEDLINE（医学），CINAHL（看護），PsycINFO（心理学）などがあり，臨床試験の系統的レビューのデータベースとしてはThe Cochrane Libralyがある．

2. 文献検索の方法 (literature search)

　論文のデータベースでは，著者名，タイトル，キーワードなどで検索が可能である．データベースの検索では，キーワードを組み合わせて検索することが多く，「AND」，「OR」，「NOT」という演算子を使用する．

　キーワードをA，Bとすると，図1に示すように，①「AND」(A and B)はAとBの両方すべてを含んだ文献を，②「OR」(A or B)はAとBのいずれか1つを含んだ文献を，③「NOT」(A not B)はAを含む文献からBを含む文献を除いた文献を検索する．

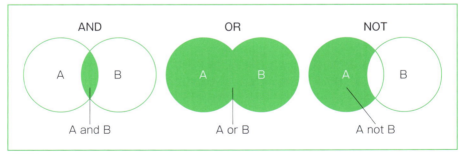

図1　演算子の意味

医学中央雑誌Web版では，
① 「AND検索」の場合，検索ボックスの中に「糖尿病　運動療法」のように2つのキーワードを入力し，「糖尿病患者の運動療法」に関する文献を検索する．「糖尿病」と「運動療法」の間はスペースを入力し，ANDは入れなくてもよい．
② 「OR検索」では「運動療法 or 食事療法」のように，キーワードの間に「OR」とスペースを入れて，「食事療法もしくは運動療法」に関する文献を検索する．
③ 「NOT検索」では「脳血管障害 not くも膜下出血」のように，キーワードの間に「NOT」とスペースをいれて，「くも膜下出血以外の脳血管障害」に関する文献を検索

13章 情報処理

する.

　演算子の優先順位は「NOT」＞「AND」＞「OR」の順であるが，演算子「（　）」を使うと「（　）」で囲んである条件が優先される.

④A or B and C では「B と C の両方を含んだ文献」か「A を含んだ文献」のいずれか1つを含んだ文献が検索されるが,

⑤（A or B) and C では「A か B のいずれか1つを含んだ文献」と「C を含んだ文献」の両方の条件を満足する文献を検索する.

　キーワードで検索する場合には，著者により使用している専門用語が異なる場合があるため，利用者入力キーワードを使わず，「統制語（同義語の代表となっている言葉）」を使用して検索すると漏れがない.「統制語」を定めた辞書をシソーラス（thesaurus）といい，医学中央雑誌 Web 版には「医学用語シソーラス」，PubMed には「Medical Subject Heading（MeSH）」がある.「統制語」は「シソーラス用語」と呼ばれることもある. 医学中央雑誌 Web 版，PubMed とも自動マッピング機能がついており，システムで適当な統制語に置き換えて検索してくれる機能がついている.

　医学中央雑誌 Web 版では「成人病」とキーワードを入力すると「（生活習慣病/TH or 成人病 /AL)」という検索式をシステムが自動的につくってくれる. これは，シソーラスに「生活習慣病」とつけられている文献を探し，さらに「成人病」という文字列をすべてのフィールドから探すという意味である. この場合，著者の所属機関名が○○病院「成人病センター」，○○大学「成人病研究所」など，「成人病」が著者の所属機関に含まれる論文をすべて拾うことになる. 成人病（生活習慣病）と無関係の論文を含んでしまうためノイズが入る可能性があるが，キーワードを「（生活習慣病/TH)」として，「統制語」で文献を検索するとノイズが入らなくて済む.

📝**レポート課題**

1. 厚生労働省の医療分野の情報セキュリティに関するガイドラインを調べてみましょう.
　厚生労働分野における個人情報の適切な取扱いのためのガイドライン等
　　（http://www.mhlw.go.jp/stf/seisakunitsuite/bunya/0000027272.html)（最終アクセス 2018 年 8 月 2 日）
　厚生労働省「医療情報システムの安全管理に関するガイドライン」
　　（http://www.mhlw.go.jp/stf/shingi/0000026088.html)（最終アクセス 2018 年 8 月 2 日）

14章 疫学で用いられる統計学的方法とその解釈

A 疫学データの整理

疫学データの性質

1. **連続型変数** (continuous variable)：量的に測定できる連続的な測定値
    例）身長，体重，血圧，血清総コレステロール
2. **離散型変数** (discrete variable)：
    - カテゴリーが2つ：2値変数 (binary variable) という
      例）疾病の"あり"，"なし"
    - カテゴリーが3つ以上：順序関係のある順序尺度と，分類のための名義尺度がある
      順序尺度 (ordinal scale)：飛び飛びの値をとり，順序関係はあるが絶対量としての意味はない測定値
        例）眼底所見の Keith-Wagener 分類 0，I，II，III，IV度
      名義尺度 (nominal scale)：順序関係がない分類のための変数
        例）職業の管理職，事務職，技術職

母集団と標本（p31，4章の図1参照）

1. **母集団**：研究対象としている個体の全体集合
    例）ある自治体の全住民，日本人全体，すべての人間
2. **悉皆調査**：母集団全体を調査すること
3. **標本**：母集団から抽出された実際に調査する個体の集合
4. **標本調査**：母集団から一部の人々を無作為抽出して調査すること

悉皆調査は困難なことが多いので，通常は標本調査によって母集団の性質を推測する．

データの分布

1. **ヒストグラム**：データの頻度の分布を視覚的に把握するための図
2. **正規分布**：左右対称でベル形をした分布

1. ヒストグラム (histogram)

連続型変数をいくつかの階級に分けて各階級のデータ数（度数）を図で示し，分布の型をみて，分布の中心位置，バラつき，ゆがみ（左右どちらの裾が長いか）の程度などを視覚的に確認する（図1）．

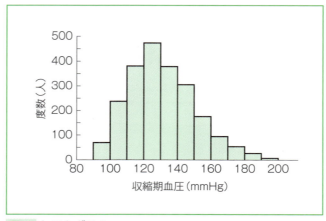

図1 ヒストグラム

2. 正規分布 (normal distribution)

左右対称でベル形をした分布（図2a）．疫学で扱う連続型変数はこの形に近いものが多い（例：身長）．図2bのように分布の裾が右（高値側）に長い場合は"右にゆがんでいる"という（例：中性脂肪）．対数変換することでゆがみが小さくなり，左右対称の正規分布に近づくことがある（対数正規分布）．分布が右にゆがんでいる測定値は，対数変換を試みたほうがよい．

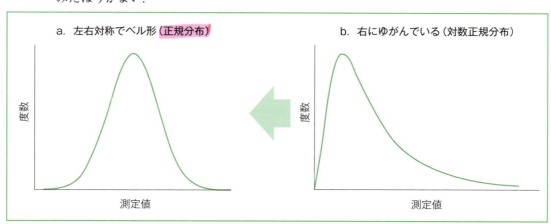

図2 正規分布・対数正規分布
bの測定値を対数変換［横軸をlog（測定値）に］すると，左右対称（a）になる．

データの要約

1. **要約統計量**：多人数の測定値にみられる性質を理解するために，測定値の分布の中心がどのあたりにあるのか，またどの程度バラついているのかを，簡潔に示すための指標
2. **中心的傾向の指標**：平均値，中央値，最頻値，幾何平均
3. **バラつきの指標**：分散と標準偏差，変動係数，範囲，四分偏差

1. 中心的傾向の指標：代表値

測定値の分布の中心位置を表すための指標．総称して代表値ともいう．

①平均値（mean）：測定値の合計をデータ数で除した値

　　　平均値 $\bar{x} = \dfrac{1}{n} \Sigma x_i$ （ただし，n はデータ数，Σx_i は測定値の合計）

②中央値（median）：測定値を小さい順に並べたとき，その並びの真ん中にある測定値．データが偶数個の場合は，真ん中の2つの値の平均値を中央値とする．

③最頻値（mode）：測定値の中で出現度数が最大のもの．

④幾何平均（geometric mean）：測定値を全部をかけて，その n 乗根をとった値．ただし，この方法は計算しにくいので，通常はまず測定値の対数の平均値 $\bar{X} = \dfrac{1}{n} \Sigma \log_e (x_i)$ を求め，これを指数変数（$e^{\bar{X}}$）する（e は自然対数の底 ≒ 2.718）．測定値の対数が左右対称に近い分布になる場合（＝対数正規分布）によく用いられる（例：中性脂肪，γ-GTP）．

⑤各代表値の関係：測定値の分布が正規分布であれば，平均値，中央値，最頻値は一致するが，対数正規分布では，かなりずれる（図3）．どの指標を代表値として用いるかは，データの性質，分布の形，目的に応じて決める．図3bのゆがんだ分布では，平均値よりも中央値や幾何平均のほうが分布の中心的傾向をよく表していることがわかるだろう．

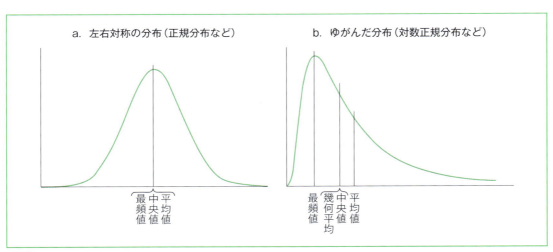

図3 分布型と代表値

2. バラつきの指標

分布のバラつきの程度を表すための指標．

①分散（variance）と標準偏差（standard deviation：SD）：

　　　分散 $\sigma^2 = \dfrac{1}{n-1} \Sigma (x_i - \bar{x})^2$　　標準偏差 $\sigma = \sqrt{\text{分散}}$

標準偏差が大きいほど，データのバラつきの程度が大きいことを意味する（図4）．上の式は，厳密には不偏分散および不偏標準偏差（または標本標準偏差）といい，標本を用いて母分散および母標準偏差を推定した数値になる．疫学研究はほとんどが標本調査なので，単に標準偏差といえば不偏標準偏差を指す．測定値が正規分布に従うとき，平均値±標準偏差の範囲に全測定値の68％，平均値±2×標準偏差（正確には1.96×標準偏差）の範囲に95％が入るという性質がある．

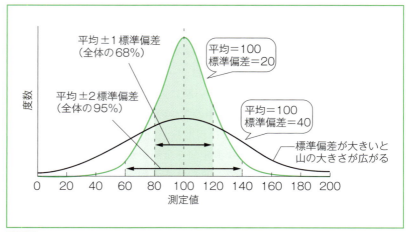

図4 標準偏差はバラつきの指標

②変動係数（coefficient of variation：CV）：標準偏差を平均値で除した値．平均値の異なる測定値のバラつきの程度を比較する場合に用いる．
③四分偏差と四分位数：測定値を小さい順に並べたとき，小さいほうから25％，50％，75％の値を順に第1四分位数，第2四分位数（＝中央値），第3四分位数という．第1四分位数と第3四分位数の差の半分を四分偏差（四分位偏差），最小値と最大値の差を範囲（range）といい，どちらも中央値と組み合わせて示すことが多い．これらを視覚的に捉えやすく図示したものに箱ヒゲ図がある．

■ 割合と率（p13，3章の「割合・率・比」も参照）

1. 割合：ある特徴をもつ者の数/全体の人数
2. 率：単位時間当たりに発生したある特徴をもつ者の数/全体の人数

1. 割 合（proportion）

標本数 n，そのうちある特徴をもつ者の数を m とすると，割合 $p=m/n$ で表される．必ず $0 \leq p \leq 1$ である（100倍して％で表すこともある）．

2. 率（rate）

割合とほぼ同じ意味ではあるが，単位時間当たりの変化を表す場合が多い．すなわち標本数 n，そのうちある時間当たりに発生したある特徴をもつ者の数を m とすると，率＝m/n（単位は時間$^{-1}$）で表される．ただし，標本数は観察期間中に変わることがあるので，実際の計算での n は，観察期間の中央時点の人口や人-時法（人-年法など）を用いる．「人口1,000人当たり1年間に〇〇人」のように表現されることが多い．率は1を超えることがある．割合とまったく同じ意味をもつ率もある（たとえば累積死亡率）．

B 推定と検定

点推定と区間推定

1. **推定の目的**：標本調査の目的の一つは，母集団の性質を推定することである
2. **点推定**：母集団の性質を一つの数値で推定すること
3. **区間推定**：幅をもたせて推定すること

1. 母平均の推定

①点推定：標本平均を，そのまま母平均の推定値とすることを点推定という
②区間推定：母平均を幅をもたせて推定することを区間推定という

標本平均は，偶然によって母平均からある程度バラつく．平均 μ，標準偏差 s の母集団から無作為抽出した大きさ n の標本平均 $\bar{x}$ は，平均 μ，標準偏差 $\frac{s}{\sqrt{n}}$ の正規分布に従う（図5）．この標準偏差 $\frac{s}{\sqrt{n}}$ のことを，平均の標準誤差（standard error of mean：SEM）という．標本平均 $\bar{x}$ のうち 95％は，母平均 ±1.96×SEM の範囲にある．逆にいうと，母平均は 95％の確からしさで，$\bar{x}$±1.96×SEM の範囲にあり，この範囲のことを 95％信頼区間（confidence interval：CI）という．

図5の例では，たとえば 30 人の標本平均 $\bar{x}$＝93 であったとすると，母平均は 95％の確からしさで 93±1.96×5.5（＝82.2〜103.8）の区間（95％ CI）にあると推定される．母標準偏差 s はたいていの場合未知であるが，標本数が大きければ（おおむね $n≧30$），s の代わりに標本標準偏差を用いることができる（$n<30$ の場合は成書参照）．

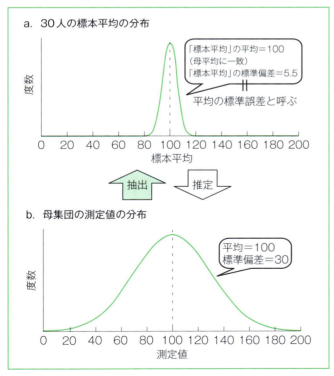

図5 標本から母平均を推定する
母集団（b）より 30 人を繰り返し無作為抽出（a）．

2. 母割合の推定

①点推定：標本割合 m/n をそのまま母割合の推定値 $\hat{p}$ とする

②区間推定：割合の標準誤差 (SE) $= \sqrt{\dfrac{\hat{p}\,(1-\hat{p})}{n}}$

母集団における割合（母割合）の95% CI は，$\hat{p} \pm 1.96 \times$ SE で推定する．ただし，m または $n-m$ が5未満の場合にはこの方法は使えない（詳しくは成書参照）．

3. 一般的な区間推定

平均や割合に限らず，推定値の標準偏差のことを標準誤差 (SE) という（平均の標準誤差を特に SEM という）．疫学で扱う各種指標（平均，割合，オッズ比，相対危険，相関係数，回帰係数など）について，母集団における真の値の 95% CI を推定するためには，推定値 β とその標準誤差 SE を用いて，$\beta \pm 1.96 \times$ SE と計算する（対数変換などを行うこともある）．

検 定

1. **検定の目的**：観察や実験の結果として観察された差（や関連）が偶然変動で説明できるのか，偶然変動とは考えにくいのかを判断する．

   例）母集団から無作為抽出した肥満者100人と非肥満者100人の収縮期血圧の平均値（標本平均）はそれぞれ 130 mmHg と 120 mmHg であった．この差が標本抽出に伴って生じた偶然変動によるものではなく，母集団でも肥満者と非肥満者で収縮期血圧の平均値（母平均）に差があるという仮説を確かめたい．

2. **帰無仮説と対立仮説**：母平均に差があることを確かめたい場合には，それとは逆に"母平均に差がない"という仮説を設定する．これを帰無仮説 (null hypothesis) という．帰無仮説を否定（棄却）できれば，母平均に差があると判断できると考えるのである．帰無仮説を棄却した場合に採用される"母平均に差がある"という仮説を，対立仮説 (alternative hypothesis) という．

3. ***p*値 (*p*-value) と検定**：もしも帰無仮説が正しい場合に，標本において 10 mmHg (130 mmHg－120 mmHg) の差が観測される確率を計算する．この確率のことを *p* 値という．*p* 値が十分に小さい場合（たとえば5%未満），帰無仮説が正しければ偶然変動では稀にしか起きないことが起きたということなので，"帰無仮説は誤りである"とみなし，帰無仮説を棄却して対立仮説を採用する．したがって，肥満者と非肥満者の収縮期血圧の母平均は差があると判断する．このように，観察された差（や関連）が確率的に考えて偶然変動とは認めがたいことを"有意である"という．この一連の判断方法を検定という．

4. **有意水準**：上記で"*p* 値が十分に小さい"（つまり，有意である）とみなす基準値のことを有意水準という．有意水準は5%を用いることが多く，*p* 値が5%未満（$p < 0.05$ と表記）のときに"有意水準5%で有意である（有意差がある，有意な関連があるなど）"という．第一種の過誤（p118の「3．過誤（エラー）」参照）を少なくしたい場合には，有意水準1%など他の基準を用いることもある．

B 推定と検定

1. 平均値の差の検定

a. 対応のないデータの場合（*t* 検定 *t*-test）

2つの標本グループ（A群とB群）の母平均が同じであるか否かを判断する.

> A群：標本平均 $\bar{x}_A$，標本標準偏差 s_A，データ数 n_A
> B群：標本平均 $\bar{x}_B$，標本標準偏差 s_B，データ数 n_B

- 帰無仮説：A群の母平均とB群の母平均が同じである.
- p 値の計算：$\bar{x}_A$，$\bar{x}_B$ が同時に観測される確率（p 値）を以下のように計算する. 帰無仮説が正しければ，

$$t = \frac{|\bar{x}_A - \bar{x}_B|}{\sqrt{\frac{1}{n_A} + \frac{1}{n_B}} \sqrt{\frac{(n_A-1)s_A{}^2 + (n_B-1)s_B{}^2}{n_A+n_B-2}}}$$

は自由度（$n_A + n_B - 2$）の t 分布に従う. t 分布表によって，上記の t 値が出現する確率を求める.

- 検定：p 値が十分に小さければ（たとえば $p < 0.05$），帰無仮説が正しいとは考えにくいので，A群の母平均とB群の母平均は同じではないと判断する. 一般に，$p < 0.05$ の場合に"有意である"（差の検定の場合には"有意差がある"）という.

参考：s_A と s_B が大きく異なると，この方法を用いることはできない（詳しくは成書参照）. また，測定値の分布が左右どちらかに大きくゆがんでいる場合には，そもそも代表値として平均値を用いること自体が無意味かもしれないので，対数変換などにより正規分布に近似させるか，ノンパラメトリック（non-parametric）な方法（ウィルコクソン二標本検定 Wilcoxon two-sample test，マン・ホイットニーの U 検定 Mann-Whitney U test）を用いる.

b. 対応のあるデータの場合

減塩教室前後の同一人物の血圧値のように，対応のある測定値の差を検定する場合には，対応のある t 検定を行う（詳しくは成書参照）.

2. 割合の差の検定［カイ二乗（χ^2）検定］

2つの標本グループ（A群とB群）が由来する母集団において，ある特徴をもつ個体の割合が同じであるかを検定する方法.

> A群：全データ数 n_A，ある特徴をもつ個体の数 x_A
> B群：全データ数 n_B，ある特徴をもつ個体の数 x_B

- 帰無仮説：A群が由来する母集団とB群が由来する母集団で，その特徴をもつ個体の割合は等しい.
- 確率の計算：四分表（2×2分割表）を描いて整理する（表1）.

117

14章 疫学で用いられる統計学的方法とその解釈

表1 四分表（2×2分割表）

	特徴あり	特徴なし	計
A群	$a\,(=x_A)$	$b\,(=n_A-x_A)$	$a+b\,(=n_A)$
B群	$c\,(=x_B)$	$d\,(=n_B-x_B)$	$c+d\,(=n_B)$
計	$a+c$	$b+d$	$a+b+c+d\,(=n)$

帰無仮説が正しければ，

$$\chi^2=\frac{(\,|\,ad-bc\,|-n/2)^2 n}{(a+c)(b+d)(c+d)(a+b)}$$

は，自由度1のχ^2分布に従う．χ^2分布表または関数電卓などによって，このχ^2値が出現する確率を求める．

● 検定：p値が十分に小さければ（たとえば$p<0.05$），仮説が正しいとは考えにくいので，A群が由来する母集団とB群が由来する母集団で，その特徴をもつ個体の割合は異なると判断する．

参考：a, b, c, dのいずれか（厳密にはそれぞれの期待値）が5以下の場合には，フィッシャーの直接確率検定（Fisher's exact test）を用いる．交絡因子（p83, 9章「バイアスと交絡」参照）を調整して検定を行うためには，マンテル・ヘンツェル検定または多重ロジスティックモデルを用いる．

例）A市の中心地区と周辺地区での喫煙率

A市の中心地区と周辺地区で喫煙率が異なるという印象がある．そこで，それぞれの地区から無作為抽出した成人男性100人ずつ（年齢構成はほぼ同じとする）を調べたところ，中心地区では30人，周辺地区では50人が喫煙者であった．人数を四分表にまとめると，表2のようになる．

表2 A市の中心地区と周辺地区における喫煙率の四分表

	喫煙 あり	喫煙 なし	計
中心地区	30	70	100
周辺地区	50	50	100
計	80	120	200

標本の喫煙率は中心地区が30％，周辺地区が50％で，$\chi^2=7.52$，自由度1，$p<0.01$となり，両地区で喫煙率は異なる（有意差がある）と判断する．

3. 過誤（エラー）

検定は万能ではなく，ときには誤った判断に陥ることがある．誤判断には次の2種類がある（表3）．

①第一種の過誤：本当は帰無仮説が正しいのに，誤りであると判断する

例）本当は2群の母平均が等しいのに，t検定で有意差ありと判断した

②第二種の過誤：本当は帰無仮説が誤りなのに，誤りであると判断しない

例）本当は2群の母平均は異なるのに，t検定で有意差なしと判断した

118

表3 第一種と第二種の過誤

		判断（検定の結果）	
		差がある	差がない（あるとはいえない）
真実	差がある	正しい判断	第二種の過誤（βエラー）
	差がない	第一種の過誤（αエラー）	正しい判断

　検定のときに計算する確率（p値）は，第一種の過誤が起きる確率である．たとえば，$p=0.01$で有意差ありと判断した場合，その判断が誤りである確率は1％である．一方，通常の検定では第二種の過誤は考慮していないので，有意差なしと判断した場合にその判断が誤りである確率は不明である．したがって，有意差なし＝「差がないことが証明された」と考えるのは誤りで，「差があるとはいえない」と解釈すべきである．一般に，標本のデータ数が多くなると，第二種の過誤は生じにくくなる（詳しくは成書参照）．

C　2種類のデータの関連

相関係数

相関係数：2種類の測定値（連続型変数または順序尺度）の直線的な関連の強さを表す指標．-1～$+1$の範囲の値をとる．

1. 相関係数（correlation coefficient；ピアソンの積率相関係数 Pearson's product-moment correlation coefficient）

　2種類の測定値（連続型変数または順序尺度）の直線的な関連の強さを表す指標．-1～$+1$の範囲の値をとる．通常は記号rで表す．図6のように，右上がりの関係を正相関，右下がりの関係を負相関という．一般に，rの値は表4のように解釈されている．

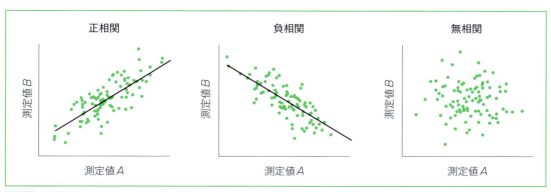

図6 正相関と負相関

表4 相関係数の一般的な解釈

|r|	関連の程度
0.8〜1.0	強い
0.5〜0.8	中程度
0.2〜0.5	弱い
0〜0.2	無視できる程度

- 帰無仮説：「母相関係数＝0」が正しいと仮定すると，

$$t = \frac{r}{\sqrt{1-r^2}}\sqrt{n-2}$$

は，自由度 $(n-2)$ の t 分布に従う．この t 値が観測される確率 p を t 分布表などによって求め，$p<0.05$ ならば帰無仮説を棄却し，母相関係数は0ではないと判断する．

2. 順位相関係数（rank correlation coefficient；スピアマンの順位相関係数 Spearman's rank correlation coefficient）

測定値を小さい順に並べて順位（1，2，3…）をつけ（同順位は平均順位とする），この順位を用いて計算した相関係数のこと．測定値の分布が著しくゆがんでいて対数変換などでも正規分布に近似できない場合（例：飲酒量）や，測定値が順序尺度の場合（例：野菜が好き・普通・嫌い）によく用いられる．ピアソンの積率相関係数は飛び離れた値の影響を受けやすいが，順位相関係数は受けにくい．

回帰分析

2つのデータ間に相関がある場合，図7のようにある測定値 Y（従属変数，目的変数）を別の測定値 X（独立変数，説明変数）から予測する一次式（回帰直線）を作成することができる．回帰直線は，$y = \beta x + \alpha$ の形式で表され，β を回帰係数，α を切片と呼ぶ．相関係数が-1から+1の範囲にあるのと異なり，β は測定値の単位によってさまざまな値をとりうる．β は，独立変数が1増加した場合に予想される従属変数の平均的な変化量を意味する．たとえば，従属変数：収縮期血圧，独立変数：年齢として回帰分析を行い，$\beta = 0.5$ であったとすると，年齢が1歳高いと収縮期血圧が 0.5 mmHg 高い（10歳なら10倍して 5 mmHg 高い）ことを意味する．β と α を推定するためには，最小二乗法が用いられる．

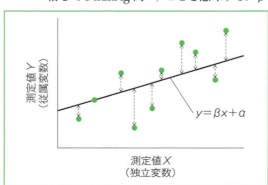

図7 回帰直線
実測値（●）が与えられたとき，↕の二乗の合計が最小となるように直線を決める（最小二乗法）．

分散分析（一元配置分散分析）

3群以上の平均値の差の検定を行う方法．帰無仮説は"すべての群の平均値が同じ"である．分散分析で有意ならば，どれか1つ以上の群の平均値が他の群と異なることを意味するが，どの群が異なるかは明らかにならない．どの群とどの群に有意差があるか同定するためには，各種の多重比較検定法（詳しくは成書参照）を用いる．

2×3 分割表以上のχ^2検定

割合の差の検定で説明した2×2分割表を2×3分割以上に拡張したもの．2種類の名義尺度間の関連の有無を検定するために用いる．2種類の順序尺度間の関連の有無を検定するために用いてもよいが，通常のχ^2検定では「順序」は考慮されないので，順序を考慮するためには拡張マンテル検定（Mantel-extension test）を用いる．

D 欠損値の処理方法

疫学研究データには，何らかの欠損値（missing data）があることが多く，いくつかの対応方法がある．

1. 指標変数法 (indicator variable method)

「欠損値」というカテゴリーを設けて分析する方法である．単純集計の際に一般的に使用される．欠損値の割合をみることができる，データの損失がないなどのメリットがある一方で，そのままではロジスティック回帰分析や重回帰分析などはできないなどの欠点がある．

2. 削除法 (deletion method)

欠損値を削除する方法であり，2種類に分けられる．いずれも，母集団と比較した選択バイアスが懸念される．

①完全データ分析（complete-case analysis/listwise deletion）：分析に用いる変数の中で1

COLUMN

欠損値の発生の仕方と対応

欠損値処理の方法の選択は，欠損値の発生状況をどのように想定できるかによって決まる．完全にランダムな欠損（missing completely at random：MCAR）とは，真の状況や回答内容にかかわらず，偶然に記入漏れをするなど，ランダムに欠損が起こる場合である．多重補完法などを採用したほうが統計学的パワーが確保できるが，削除法でもバイアスは大きくない．観測データに依存する欠損（missing at random：MAR）は，たとえば，年齢はデータが得られており，年齢が高い人である項目の欠損が起きやすいなど，データが得られている回答の状況によって欠損の発生が決まる場合である．多重補完法によりバイアスの小さい推定が可能である．欠損データに依存する欠損（missing not at random：MNAR）は，たとえば所得が低い場合に，所得の回答が欠損となりやすいなど，欠損データの変数の真の値によって欠損の起きやすさが左右されるなどの場合である．適切な対応策はないが，次善の策として多重補完法が用いられることがある．現実には，欠損値処理の方法として，通常は指標変数法や削除法でよいという考え方と，極力，多重補完法を用いるべきという考え方の両方がある．

つでも欠損があれば，その人のデータを削除する方法である．どの分析でも分析対象人数が等しくなるが，統計学的検出力がかなり落ちる．

②利用可能ケース分析（available-case analysis/pairwise deletion）：分析ごとに，その分析で使用する変数が欠損している場合に，その人のデータを削除する方法である．完全データ分析よりも統計学的検出力を確保できる．

3. 補完法（imputation）

欠損値の代わりに何らかの数値で補完して分析する方法であり，以下の代表的な4つのほか，多数の方法がある．削除法と比較して統計学的検出力を確保できる利点がある．

①平均値/最頻値代入法（mean/mode substitution）：欠損した変数についての有効回答の平均値または最頻値を欠損値の代わりに使う方法である．本方法の利点は簡便なことである．

②最善値/最悪値補完法（best/worst case imputation）：可能性のある最善値または最悪値で補完する方法である．もっとも不利な条件でも仮説が検証されれば結論を強く主張できる．他の欠損値処理の方法と組み合わせて，補足的な感度分析として使うのがよい．

③回帰補完法（regression imputation）：他のいくつかの変数による回帰分析で個々の欠損値の推定値を求めてそれを代入する方法である．比較的簡便であり，平均値代入法よりもバイアスの小さい補完ができる．

④多重補完法（multiple imputation）：他の変数によって欠損値を推定するが，誤差を考慮し補完値を代入したデータセットを多数作成して，それらを用いた分析を行う方法である．計算が煩雑であるが，もっともバイアスが小さい推定が可能である．回帰補完法をはじめとして上記①～③はある欠損値に1つの推定値を代入するため，単一代入法ともいう．それに対し，多重補完法はある欠損値にいろいろな数値を代入して，たとえば100個とか1,000個のデータセットを作成して分析を行う．

E 図の種類と使い分け

研究結果は数値表として示すだけでなく，図（グラフ）で表現すると視覚的に理解しやすい．目的に応じて以下の図がよく用いられる．

1. 棒グラフ

分類のためのカテゴリー変数（群）をX軸（横軸），各群の値をY軸（縦軸）として棒の長さで表す．群間で値を視覚的に比較しやすい．X軸は名義尺度，順序尺度のいずれも可能である．また，各群をサブグループに分けて複数の棒で示すこともある（p41，5章の図2および図3参照）．棒全体を合計としてサブグループを積み重ねて示した図を積み重ね棒グラフという（図8）．

2. ヒストグラム

血圧などの連続型変数をいくつかの階級に分けてX軸とし，各階級のデータ数（度数）

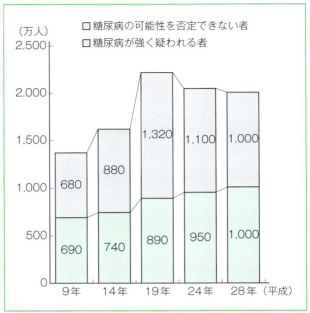

図8 糖尿病有病者などの人数の推移（積み重ね棒グラフ）
(厚生労働省：平成28年国民健康・栄養調査結果の概要より引用)

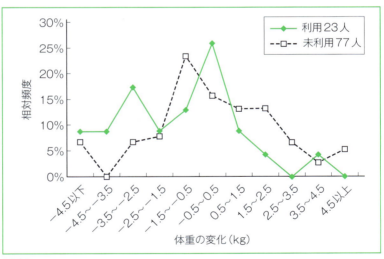

図9 保健指導利用状況別の体重変化（度数折れ線）（仮想データ）

または全体に占める割合（相対度数）をY軸として棒の長さで表した図．棒グラフに似ているが，棒の間隔は空けず，X軸の階級幅はすべて同じとする．どの値に多くのデータが集まっているか（度数分布）を把握しやすい（図1参照）．棒の代わりに折れ線で描いた図（棒の頂点を線で結んだものに相当）を度数折れ線といい，複数の群間で度数分布を比較する場合に把握しやすい（図9）．

3. 散布図

　同じ人から得られた年齢と血圧など，2種類の測定値をX座標（年齢）とY座標（血圧）としてプロットした（点を打った）図．2種類の測定値間の関係を視覚的に把握しやすい．相関係数を計算したり，回帰直線を重ねて描くことも多い（図6，図7参照）．

4. 折れ線グラフ

　経年的な死亡率の推移など，2種類の測定値をX座標（年次）とY座標（死亡率）としてプロットし，隣り合った点の間を直線で結んだ図．散布図の特殊型であるが，通常はX軸の値は等間隔（1年ごとなど）とする．X軸の値の変化につれてY軸の値がどのように推移していくかという全体の傾向を視覚的に把握しやすい．群別に推移を比較するなど，複数の線を同時に描くこともできる（p73，7章の図3およびp76，7章の図5参照）．X軸は時間経過とすることが多いが，他の量的な変数とすることも可能である．

5. 円グラフ・帯グラフ

　全死亡に占める死因別割合など，複数の要素について，円全体が100％となるように各要素の構成割合を扇形で分割して示した図（図10a）．扇形の中心角（面積）は構成割合に比例させて描く．全体に占める各要素の割合を視覚的に把握しやすい．複数の群間で構成割合を比較する場合には円グラフよりも帯グラフ（全体を100％とした積み重ね棒グラフ）のほうが把握しやすい（図10b）．

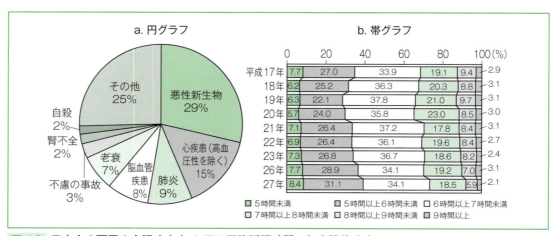

図10 日本人の死因の内訳（a）と1日の平均睡眠時間の年次推移（b）

[aは厚生労働省：平成28（2016）年人口動態統計，bは厚生労働省：平成28年国民健康・栄養調査結果の概要より作成]

F 高度な分析方法（表5）

重回帰分析（multiple linear repression）

　回帰分析の独立変数が2つ以上のもの．複数の測定値 $X_1, X_2, X_3 \cdots$ からある測定値 Y

F 高度な分析方法

表5 基本的な統計学的方法の使い方のまとめ

a. 平均値の差の検定

比較する群の数	対応の有無	
	対応なし	対応あり
2群	t検定，共分散分析	対応のあるt検定
3群以上	分散分析，共分散分析	反復測定分散分析など多くの方法がある

b. 割合の差の検定

組み合わせの数	順序の考慮	
	なし	あり
2群×2群	χ^2検定，フィッシャーの直接確率検定	－
2群×3群以上	χ^2検定	拡張マンテル検定，ロジスティックモデル

c. 2種類のデータの関連

独立変数の種類	従属変数の種類	
	連続型変数（または順序尺度）	名義尺度（2値）
連続型変数（または順序尺度）	相関分析，回帰分析	多重ロジスティックモデル
名義尺度	t検定，分散分析	χ^2検定，多重ロジスティックモデル
名義尺度と連続型変数	共分散分析	多重ロジスティックモデル

注）一般的によく使われる方法をまとめたが，実際の解析ではこれ以外の方法を使うこともある．

の予測式（重回帰式）を作成する方法．重回帰式は，$y = \beta_1 x_1 + \beta_2 x_2 + \beta_3 x_3 + \cdots + \alpha$ の形式で表される．おのおのの回帰係数 β_1，β_2，$\beta_3 \cdots$ は，他の変数の影響を取り除いた場合の，ある独立変数と従属変数との関連（"独立な"関連という）の強さを表す．たとえば，従属変数：収縮期血圧，独立変数：性別，年齢，肥満度とすると，肥満度の回帰係数（重回帰分析では特に偏回帰係数という）は，性別と年齢の影響を調整した（取り除いた）場合の収縮期血圧と肥満度との関連の強さを意味する．

独立変数を選ぶにあたっては，多重共線性が生じないように留意する．

1. 多重共線性（multicollinearity）

相関が非常に強い2変数を同時に独立変数に含めると偏回帰係数の推定値がきわめて不安定に（標準誤差が大きく）なる，あるいは偏回帰係数の符号が本来想定される向きとは逆になるなど，分析結果の信頼性が低くなることがある．このような状況を"多重共線性がある"という．重回帰分析では多重共線性が生じないように，あらかじめ個々の変数間の相関の強さを確認しておくなど独立変数の選び方に注意を要する．

2. 多重共線性を防ぐ方法

①あらかじめ個々の変数間の相関の強さを確認しておき，強い相関がある変数のうち研究

仮説や医学的意味などを考慮して1つだけ用いる．VIF（variance inflation factor）という指標（詳細は成書参照）が大きな値をとるときには多重共線性が生じている可能性が高いので参考になる．変数の有意性などに基づいて自動的に変数を選択する方法（ステップワイズ法 stepwise method）も，多重共線性の回避にある程度役立つ（完全ではない）．

②まったく同じ意味をもつ，あるいは非常に似た意味をもつ2変数を同時に独立変数に含めてはいけない．たとえば，2回測定した血圧を，2つとも同時に独立変数にするのはナンセンスである．その理由は，1回目の血圧測定値で調整した2回目の血圧測定値が意味するものは，ただの測定誤差や慣れの効果などであり，元の測定値の意味をまったくもっていない．

また，変数の組み合わせによっては医学的な意味が大きく変わることがある．たとえば，収縮期血圧と拡張期血圧を同時に説明変数に含めると，拡張期血圧で調整した収縮期血圧は"脈圧みたいなもの"（厳密には脈圧とは少し違う）になるだろうし，収縮期血圧で調整した拡張期血圧の意味づけは容易ではない．

二元配置分散分析 （two-way analysis of variance）

一元配置分散分析（p121の「分散分析（一元配置分散分析）」参照）の群分けのための変数を2つ（両方とも名義尺度）に拡張したもの．群間の平均値の差を，他方の変数の影響を除いたうえで検定する方法である．

たとえば，性別（男女）および年齢階級（40，50，60歳代）と血圧との関係を分析することを考える．性別と年齢階級の組み合わせは2×3＝6通りあり，一元配置分散分析によって6群間で血圧の平均値の差を検定することができるが，性別による差なのか，年齢階級による差なのか区別できない．それに対して，二元配置分散分析では性別による差と年齢階級による差のそれぞれについて，他方の影響を調整したうえで検定することができる．また，性別と年齢階級の交互作用（詳しくは成書参照）についての検討も可能である．

共分散分析 （analysis of covariance）

分散分析に，量的なデータ（連続型変数，順序尺度）を加えて扱えるように拡張したもの．たとえば，群間の平均値の差を，年齢（連続型変数）の影響を除いたうえで検定したり，"年齢調整平均"を計算して群間で比較することができる．

多重ロジスティック回帰分析 （maltiple logistic regression analysis）

疾患の"あり"，"なし"などの2値変数を目的変数とした重回帰分析の一種．疾患"あり"の割合pと，複数の測定値X_1，X_2，X_3…との関係を，$\log (p/(1-p)) = \beta_1 x_1 + \beta_2 x_2 + \beta_3 x_3 + \cdots + \alpha$の形式で表す．偏回帰係数$\beta_1$，$\beta_2$，$\beta_3$…の解釈は重回帰分析と同様であるが，目的変数が2値変数なので分析結果はオッズ比で表現することが多い．交絡変数の影響を除いたうえで複数の要因の独立な曝露オッズ比（p25，3章の「オッズ比」参照）を推定することができる．近年の症例対照研究では，この方法が頻用されている．

生存分析 (servival analysis)

累積生存率（累積死亡率，累積罹患率などを含む）(p14，3章の「罹患率と累積罹患率／2．累積罹患率」参照）を推定するために，カプランマイヤー法（Kaplan-Meier method）を用いる．図11はカプランマイヤー法で推定した累積罹患率曲線の例である．途中での観察打ち切りは短い縦線で表す．2つの累積罹患率曲線の差の検定には，ログランク検定（logrank test），一般化ウィルコクソン検定（generalized Wilcoxon test）などを用いる．コックスの比例ハザードモデルを用いれば，交絡変数の影響を除いたうえで相対危険（調整ハザード比）の推定と検定を行うことができる．

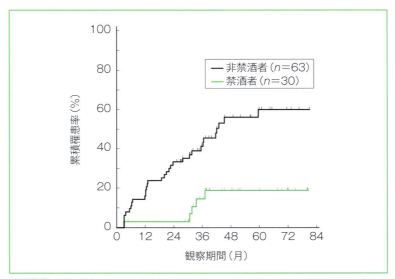

図11 食道がん内視鏡切除治療後の禁酒状況別に比較した累積食道内多発がん罹患率

ログランク検定：$p=0.002$
調整ハザード比（95% CI）＝0.23（0.09〜0.60），$p=0.003$
(Katada C et al：Alcohol consumption and multiple dysplastic lesions increase risk of squamous cell carcinoma in the esophagus, head, and neck. Gastroenterology **151**：860–869, 2016より引用)

ポアソン回帰 (Poisson regression)

一定期間中の疾患発生数，死亡数などのイベント頻度を目的変数とした回帰分析の一種．イベント頻度の期待値Eと，複数の測定値 X_1，X_2，X_3…との関係を，$\log(E) = \beta_1 x_1 + \beta_2 x_2 + \beta_3 x_3 + \cdots + \alpha$ の形式で表す．偏回帰係数 β_1，β_2，β_3…の解釈は重回帰分析と同様であるが，目的変数が頻度データのため分析結果は相対危険で表現することが多い．交絡変数の影響を除いたうえで複数の要因の独立な相対危険を推定することができる．

たとえば，A市における日々の平均気温と脳出血の発症頻度との関係を分析する場合，目的変数を脳出血の発症頻度，説明変数を平均気温（連続変数や高低の2値変数など）および交絡変数（市内の中学校区など）とする．exp（偏回帰係数）によって，平均気温1単位上昇あたりの脳出血発症の相対危険を，交絡変数を調整したうえで推定できる．

因子分析 (factor analysis)

　調査によって観測された多数の変数（例：食事調査によって調べた，ごはん，みそ汁，豚肉，牛肉，鶏肉，トマト，キャベツなどの摂取量）の背後には，いくつかの概念（因子という，例：和食，肉食，菜食など）が潜在していると考え，その因子を見つけ出すための統計学的手法として因子分析がよく用いられる．個人ごとに各因子の強さを因子得点で量的に表すことができるので，因子得点を独立変数とした重回帰分析などで疾病との関連を分析するために応用することもできる．

　解釈を容易にするため「回転」が行われることがある．詳しくは成書を参照されたい．

統計ソフトの利用

　高度な分析には，統計ソフトを使用することになる．メニューから機能を選ぶタイプと，プログラムを書くタイプとがある．また，料金について，買い取り方式，毎年のライセンス料方式，フリーソフトなどがある．有料ソフトでは STATA，SPSS，SAS，jmp などが，フリーソフトでは，R，EZR などが使われることが多い．

地理情報システム (Geographic Information System：GIS)

　位置に関する情報を持ったデータ（空間データ）を総合的に管理・加工し，視覚的に表示し，高度な分析や迅速な判断を可能にする技術である．疫学研究では，地域別の結果を地図に示したり，時間による変化を動画として示したりなどの地図作成機能が有用である．また，2 地点間の距離や道のりを測定したり，ある地点からの一定距離内の人口，患者数，施設数を数えたりなどの空間解析機能も有用である．

15章 生命表・平均寿命

A 平均寿命の計算の考え方

　平均寿命（life expectancy），すなわち，「ある地域の人々は平均して何年，生きることができるか」という数値は，追跡データを元に計算されるように感じるが，一般的には，ある年の人口統計と死亡統計を用いて計算される．

　具体的には，まずある年の人口と死亡数から年齢別死亡率を計算する．そして，10万人生まれたと仮定して，0歳の死亡率を用いて1歳の誕生日に生き延びている人数を計算し，次に1歳の死亡率を用いて2歳の誕生日に生き延びている人数を計算し，同様に誰も生き残らなくなる百歳超まで計算を行う．この結果を図1aのように示すことができ，生存数曲線と呼ぶ．この曲線は生命の総量と考えることができる．そして，この生存数曲線の面積（正確には後述の定常人口）を10万人で割って平均したもの，すなわち縦が10万人で，この曲線と等しい面積で長方形を描いたときの横の長さが平均寿命となる（図1b）．

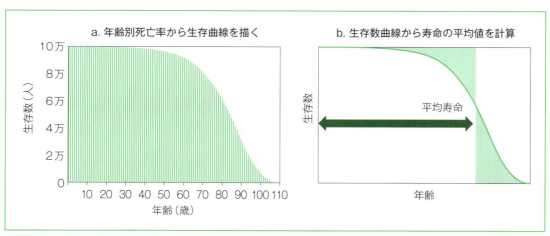

図1　平均寿命の記算の考え方

　平均寿命は生まれたとき，すなわち0歳からの寿命であるが，途中の年齢からの寿命については平均余命と呼ぶ．たとえば，65歳からの平均余命を計算したい場合には，図2のように，生存数曲線で，65歳から右側の面積を，65歳時点での生存数で割り算して求める．

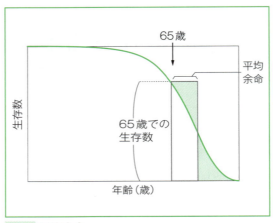

図2 平均余命
65歳平均余命は，65歳から右側の生存数曲線を65歳での生存数で割り算．

B 生命表関数 (life table)

実際に平均寿命などを計算するときには，生命表と呼ばれる表を作成して，各歳で表1に説明する生命表関数を順番に計算する．

表1 生命表関数

関数	定義
死亡率 $_nq_x$	ちょうどx歳の誕生日の人が$x+n$歳までに死亡する確率（例：65歳の誕生日の人が66歳の誕生日の前日までに死亡する確率．人口動態統計によるx歳の死亡率を加工して求める）
生存率 $_np_x$	x歳の誕生日の人が$x+n$歳まで生存する確率
生存数 l_x	10万人出生したと仮定して，x歳の誕生日を生存して迎えられる人数
死亡数 $_nd_x$	x歳での生存数l_x人のうち，$x+n$歳の誕生日を迎える前に死亡する人数（$n=1$で1年の幅で計算するときは省略してd_xと書く）
定常人口 T_x	x歳以降に生存している人口の合計（別途，x歳以上$x+n$歳未満の定常人口を$_nL_x$と書く．生存数とほぼ等しいが，たとえば，生存数l_{65}は65歳の誕生日を迎えることができた人数であるのに対し，定常人口$_1L_{65}$は65歳から66歳の間に死亡する人の分だけ少し小さな数値になる）
平均余命 e_x	x歳の誕生日を迎えた人が，その後何年生存できると期待できるかを求めた数値．x歳以降の定常人口（生存数曲線）をx歳の生存数で割り算する（$e_x=T_x/l_x$）．e_0を平均寿命という

生命表は，年齢別死亡率が時代により変化しない「定常状態」を仮定して計算している．

全国の生命表は，国勢調査人口および人口動態統計（確定数）を用いて5年ごとに作成される完全生命表と，推計人口および人口動態統計（概数）を用いて毎年作成される簡易生命表がある．その他，市区町村別生命表や健康寿命の計算などでは，チャン（Chiang）の方法により5歳階級別でのデータを用いて計算される簡略生命表が用いられる．市区町村別生命表などでは3年間の死亡数などが用いられる．

C 健康寿命 (healthy life expectancy)

　健康寿命とは，健康で生きることができる期間の平均である．平均寿命は長生きの度合いを示しているのに対し，健康寿命は単に長生きではなく，健康で長生きすることを指標化したものである．具体的には，サリバン法 (Sullivan method) により計算されることが多い．これは，横断研究により年齢階級別に健康・不健康の割合を明らかにし，定常人口のうち健康な人のみを用いて計算を行う．

　「健康」の判断基準によって，種々の健康寿命が計算できる．「健康日本 21」(第二次) では，国民生活基礎調査による，「あなたは現在，健康上の問題で日常生活に何か影響がありますか」という問いに「ない」と回答した割合を用いて，「日常生活に制限のない」健康寿命を計算して主に用いられている．その他，市区町村単位などでは，介護保険制度による要介護 2 以上になっていない場合に健康とみなす「平均自立期間」が健康寿命として用いられることが多い．

　健康寿命では，65 歳などの途中の年齢から計算したものも余命とは呼ばずに，慣例的に健康寿命と呼ぶことが多い．健康寿命の計算には，コホート研究のデータを用いた多相生命表による方法 (ロジャース法 Rogers method) など，他にもいくつかの方法がある．

レポート課題

1. 最近の日本人の平均寿命は何年か調べてみましょう．
2. 日本人の健康寿命はどのような推移となっているか調べてみましょう．

16章　保健統計調査

A　人口静態統計（census statistics）

人口統計（demographics）には，ある一時点での人口の規模や構成を表す人口静態統計と一定期間内に発生した人口の変動を表す人口動態統計（後述）がある．

1. 国勢調査（census）（表1）

国勢調査は，わが国を代表する人口静態統計で，総務省統計局により，統計法第5条第2項の規定に基づき実施される．1920年以来，5年ごとの10月1日に実施され，毎回ほぼ同じ要領で，わが国に居住しているすべての者（3ヵ月以上にわたって住んでいるか，または住むことになっている者）を対象として実施される．西暦年の末尾が「0」の年は大規模調査として，また西暦年の末尾が「5」の年には簡易調査として行われる．調査対象者は回答する義務を有する．国勢調査の結果は官民で広く活用されている．

表1　国勢調査の調査項目例

簡易調査（2015年）：17項	世帯員に関する事項	1. 氏名 2. 男女の別 3. 出生の年月 4. 世帯主との続き柄 5. 配偶の関係 6. 国籍 7. 現住居での居住期間 8. 5年前の住居の所在地 9. 就業状態 10. 所属の事業所の名称及び事業の種類 11. 仕事の種類 12. 従業上の地位 13. 従業地又は通学地
	世帯に関する事項	1. 世帯の種類 2. 世帯員の数 3. 住居の種類 4. 住宅の建て方
大規模調査（2010年）：20項	世帯員に関する事項（追加）	教育，利用交通手段の2項目
	世帯に関する事項（追加）	住宅の床面積の1項目

2. 住民基本台帳（basic resident register）

住民基本台帳は，氏名，生年月日，性別，住所などが記載された住民票を編成したもので，住民に関する事務処理の基礎となる．平成11（1999）年の住民基本台帳法の改正により，各市区町村の住民基本台帳のネットワーク化が図られた．人口，世帯数，人口移動などの集計結果が公表されている．

16章 保健統計調査

B 人口動態統計（vital statistics）

　出生，死亡，死産，婚姻，離婚について，家族または本人などが市区町村役場に届け出る．届け出の際には，医師などによって書かれた書類，つまり死亡には死亡診断書または死体検案書，出生には出生証明書，死産には死産証書または死胎検案書が添付される．市区町村は届出に基づき人口動態調査票を作成し，情報システムを使って保健所，都道府県，厚生労働省に送付する．保健所は，出生・死亡について，それぞれ出生小票・死亡小票を作成し3年間保存する．厚生労働省は送付された人口動態調査票を集計して人口動態統計を公表する．その際に，死亡・死産の分類については後述の国際疾病分類が使用される．また，人口動態職業・産業別統計（国勢調査の年のみ）や人口動態統計特殊報告として，都道府県別年齢調整死亡率，人口動態保健所・市区町村別統計などが作成される．なお，人口移動については人口動態調査による調査項目には含まれておらず，前述の国勢調査や住民基本台帳のデータを用いることになる．

　疫学研究における活用として，公表されている人口動態統計は記述疫学や生態学的研究の重要な資料となる．またコホート研究などにおいて，人口動態調査票や死亡小票などの個票データの二次利用を厚生労働省に申請して活用することが多い．人口動態調査は，死亡や出生について，おおむね全数の届出が行われるため選択バイアスは小さい．一方で死因などについては，限られた情報で死亡診断書を書かざるを得ない場合があったり，同じ状況でも医師によって異なる死因を書く場合があったりするなど，情報バイアスが生じる可能性がある．

C 国民健康・栄養調査（national health and nutrition survey）（表2）

　昭和27（1952）年に栄養改善法が制定され，国民栄養調査として法律に規定された．現在の国民健康・栄養調査は平成15（2003）年に施行された健康増進法に規定されている．国民の健康増進の総合的な推進を図るため，国民の身体の状況，栄養摂取量および生活習慣の状況を明らかにすることを目的としている．年により，国民生活基礎調査または国勢調査区から無作為抽出した地区すべての世帯の世帯員で，満1歳以上の者を調査客体としている．

表2 国民健康・栄養調査の調査項目

身体状況調査票	1. 身長（1歳以上） 2. 体重（1歳以上） 3. 腹囲（20歳以上） 4. 血圧（20歳以上） 5. 血液検査（20歳以上） 6〜9. 問診（20歳以上）
栄養摂取状況調査票（1歳以上）	世帯状況，食事状況，食物摂取状況，1日の身体活動量（20歳以上）
生活習慣調査票（20歳以上）	食生活，身体活動，休養（睡眠），飲酒，喫煙，歯の健康などに関する生活習慣全般

D 患者調査 (patient survey)

　病院および診療所を利用する患者について，その傷病の状況などの実態を明らかにし，医療行政の基礎資料を得ることを目的とする．3年に1回，実施している．

　全国の医療施設を利用する患者を対象として，病院の入院は二次医療圏別，病院の外来および診療所は都道府県別に層化無作為抽出した医療施設を利用した患者を調査の客体とする．ただし，500床以上の病院については，悉皆調査である．調査時期として，入院および外来患者については，10月中旬の3日間のうち医療施設ごとに定める1日とする．退院患者については，9月1日〜30日までの1ヵ月間である．

　調査事項として，性別，出生年月日，患者の住所，入院・外来の種別，受療の状況，診療費など支払方法，紹介の状況，その他関連する事項が含まれる．

E 国民生活基礎調査 (comprehensive survey of living conditions) (表3)

　保健，医療，福祉，年金，所得など国民生活の基礎的事項を調査し，厚生労働行政の企画および運営に必要な基礎資料を得ることを目的としている．昭和61 (1986) 年から3年ごとに大規模な調査を実施し，中間の各年には，小規模で簡易な調査を実施している．

表3 国民生活基礎調査の調査項目

大規模調査	世帯票，健康票，介護票，所得票，貯蓄票
簡易調査	世帯票，所得票

F 疾病及び関連保健問題の国際統計分類 (国際疾病分類)

　International Statistical Classification of Diseases and Related Health Problems (ICD) のことで，世界保健機関 (WHO) において定められた分類であり，異なる国や地域から，異なる時点で集計された死因や疾病のデータの記録，分析，比較を行うために国際的に統一した基準で設けられた分類である．ICD は，明治33 (1900) 年に国際統計協会により，人口動態統計の国際分類として制定されて以来，WHO が引き継ぎ，医学の進歩や社会の変化に伴いほぼ10年ごとに改訂が行われてきた．ICD の基本原則は，すべての疾病，傷害などを網羅している「網羅性」と，分類同士の重複がない「排他性」である．

　改訂版の ICD-11 について，WHO で検討が進められている．

参考表 ICD における狭心症の分類

分類名	集計される分類コード
大分類「循環器系の疾患」	I00-I99
中分類「虚血性心疾患」	I20-I25
小分類「狭心症」	I20

「狭心症」を，大分類，中分類，小分類で示すと上記のようなコードになる．

16章　保健統計調査

G　政府統計の総合窓口

　　政府統計の総合窓口（e-Stat）は，わが国の政府統計関係情報のワンストップサービス（複数の部署や省庁にまたがっていた手続きを一つの場所でまとめて行えるような環境のこと）を実現するため，平成 20（2008）年度から運用開始した政府統計のポータルサイトである（http://www.e-stat.go.jp）（最終アクセス 2018 年 8 月 2 日）.

✍レポート課題
1. 日本人のカルシウム摂取量を調べてみましょう.
2. 潰瘍性大腸炎の分類コードを調べてみましょう.

17章　診療関連データベース

A 二次利用可能な診療関連データ

疾病登録（disease registry）

　疾病登録は，一定の範囲（時間・場所）で発生した特定の疾病を，後日活用可能なようにデータベース化しておくものである．当該疾病の罹患統計を算出する目的のために基礎的な情報のみ収集されるものや，多目的の研究で利用可能なように一定量の情報をデータベース化して集積するものなど，目的に応じて多種多様なものがある．

1. がん登録

　がん登録がその代表であり，わが国には3種類ある．

a. 全国がん登録

　がんの罹患数を把握することを目的に，以前，都道府県ごとに行われていた「地域がん登録」が全国的に統合して構築され，2016年から「がん登録等の推進に関する法律」に基づき全国の病院（および都道府県の指定する診療所）に届け出の義務が課せられている．罹患統計の把握のために届け出を確実なものとし，漏れを排除することと，また逆に重複の整理が重要であることから，個人情報を元に重複を整理，死亡情報を元に漏れの補完を行う．一方で，臨床的な情報は必要最低限にとどめており，がん医療が専門ではない病院でも届け出が可能なようになっている．

b. 院内がん登録

　「がん登録等の推進に関する法律」および「院内がん登録の実施に係る指針」に基づき，厚生労働省が指定するがん診療連携拠点病院をはじめとするがんの専門病院あるいは地域におけるがん医療の確保に一定の役割を担う施設で行われている．がん対策における医療機関の実態を把握することを目的としているため，全国がん登録にはない国際病期分類（Union International Cancer Control：UICC）による分類をがん登録実務者が担当して，ルールに沿った登録を行っている．

c. 臓器がん登録

　各臓器のがんを専門とするそれぞれの学会が，臓器の特性に応じて項目を決め，診療ガイドラインや取扱規約の基礎情報とするために行っている．胃がんならば胃がん，大腸がんならば大腸がんと，臓器ごとの専門的に意味のある情報が必要であり，また進歩する医学に呼応して柔軟に登録するため，基本は医師が登録している．しかしながら，すべての病院に協力の余力があるわけではないため，悉皆性については限界があり，罹患数を数えるのは向いていない．

がん登録はその長い歴史の中で分化したといえ，その知恵の蓄積を意識したうえで活用方法を考えることが重要である．

2. その他の疾病登録

他にも公的なデータベースとして，難病患者データベースや感染症サーベイランスのデータはあるが，2018年5月現在，これらの二次利用の体制は未確立である．また疾患登録として，慢性腎不全登録や脳卒中登録などがある．がん登録のように臓器別に分かれていることは少なく，専門学会が行う研究的位置づけにあることが多いが，罹患について推定し研究を推進するうえでの一定の役割を果たしている．

■ レセプトデータ（health insurance claims data），DPC導入の影響に係る調査データ

1. レセプトデータ

最近利用できるようになった大規模データが，診療報酬請求書に基づくレセプトデータである．データヘルス計画により，保険者がデータを使って工夫を行うことが推奨されるようになり，国民健康保険［国保データベース（KDB）と呼ばれている］や，企業健康保険組合などでも利用が進んでいる．さらに，2008年4月より施行された「高齢者の医療の確保に関する法律」に基づき，全国の電算レセプトと特定健診・特定保健指導情報が蓄積されて利用可能になった．これらは継続的にデータベース化され，ナショナルデータベース（NDB）と呼ばれている．このデータベースは，2014年末時点では，全レセプトの90％以上をカバーしており，研究利用の申し出は，厚生労働省保険局医療システム高度化推進室が窓口となり，有識者会議の審査のうえ，提供されている．これらのデータは患者単位でハッシュ化と呼ばれる特殊な変換をかけて元に戻れないように匿名化されたIDがついているため，患者単位で紐づけることができるが，結婚などによる名前の変更や加入している保険の変化などの影響を受けることが知られているので，注意が必要である．今後その知見が蓄積されるであろう．

2. DPC導入の影響に係る調査

また類似したデータとして，「DPC導入の影響に係る調査」（以下，DPC調査）のデータがある．DPC（Diagnosis Procedure Combination）は入院医療における，1日当たり包括医療費支払制度のための分類であり，診療に関する研究における有用な情報は限られている．この支払制度を採用している施設においては，DPC調査に参加することとなっており，実際の支払いは包括であっても，出来高払いであった場合を仮定して上記レセプトと同様のデータを作成することとなっている．これらのデータはDPC調査の内部の分類で，Eファイル（診療明細情報），Fファイル（行為明細情報），あるいはこれらを統合したEFファイルと呼ばれる．また，入院分だけではなく外来分についてもレセプトデータと同様のデータを作成することとなっており，さらにルール上は院外処方のデータも含まれる．施設によっては，外来医療を別個の医療機関として運営している施設もあるために必ずしもすべてのデータが簡単に集まるわけではないことや，この調査が病院単位で行われてい

るためデータの生成も病院単位であり，他の施設で行われた医療と紐づけることはできないという限界がある．また，患者背景情報として「様式1」というものもあるが，データの質についてはより詳細な検証の余地がある．

3. 特徴と注意点

　レセプトもDPC調査のデータも既存のデータであるために，非常に詳細なデータを比較的労力を少なく入手することができる．また，レセプトを保険者側から入手できれば，1人の患者が複数の医療機関を受診しても基本的に追跡が可能である（DPC調査は医療機関ごとに作成されているのでそれはできない）．しかし，DPC調査データやレセプトを使う場合には，その独特のコードルールに気をつける必要がある．理論上請求可能な診療行為はすべてのっているし，実際には薬品などは使われたアンプルの大きさまでコードがついている．一方で，CTやMRIなどの画像検査に詳細な部位情報がなく，手術は診療報酬コードに沿ってコードされているために，臨床現場で使われている術式名とは異なる部分もある．また包括式の診療報酬が特に血液検査などでは複雑に適用されており，行われた検査であってもルール上請求ができないものはデータのうえでも捕捉されない．診療報酬のコード化は施設ごとに癖があり，まったく関係のない診療報酬であっても材料や技術が同じであるために診療報酬点数のルールで「準ずる」とされ，請求額が同額となっていると報酬上問題になることがなく，施設によっては診療行為コードを「準じた」先の診療行為でつけてしまうことがある．このような癖も考えて正確な解析を行うためには，レセプトで診療行為をみるときには診療報酬請求の実務者と相談できるようにしておくことが望ましい．

B 診療関連データベースの注意点

　データを知るうえでもっとも重要なのは，そのデータが何を目的として収集されたのか，またその際のインセンティブ（担当者の動機，意欲）などに注意することである．前述の全国がん登録のように統計目的に行われており，法律で定められ項目も簡素化されているものは，あまりデータがインセンティブに影響されることはないだろうが，逆に膨大なデータを入力しないと業務が前に進まないなどの仕組みをとっているところでは，業務のために入力がいい加減になるということも起こりうる（全部のデータが同一であるとか，不明，ランダムな値を入れておいて次に進めようとするなど）．また，支払いに使われる診療報酬のようなデータでは，支払基金の審査の対策のため，診療行為に辻褄を合わせた病名がつけられること（通称レセプト病名）などがある．報酬が設定されている事項は正確に漏れなく，そうでない部分は抜けがあってもあまり気にとめられないなどの傾向がある．したがって，データの正確性の検証が非常に重要である．

二次データを使う際の研究者の心得

　既存のデータを二次的に研究利用する場合には，注意しなければならない点がいくつかある．共通して心がけなければならないのは，使おうとしているデータを「知る」ということである．

　研究者は自分の研究に責任をもたなければならないのはいうまでもないが，それはデータについても同様である．そのデータを使って研究をする以上は，そこから導き出された結果に影響する要因を検討することは研究者の責任であり，データを選ぶことも研究者の責任なのである．そのためには，二次データがそもそもどのような形で収集され，どのような癖があり，それが結果にどのように影響するのかを追究する責任がある．論文や学会発表で初心者は，漠然と「データに限界があります」と述べてそれ以上の考察をしないが，それは研究者の責任放棄とみなされ，あってはならないことである．限界を知っているならば，その限界がどの程度，研究結果に影響し（バイアスならどの方向にどの程度あると考えるのか），可能であればそれを解決するためにはどのような方策があるのかを論じて，はじめて真の研究者であるといえる．

18章 疫学研究と倫理

　人間を対象とする研究は，研究開始前に研究内容の説明を行い，対象者から参加の同意を得るのが原則であるが，疫学研究は，非侵襲的な観察研究であったり，大規模な集団を対象としていたり，公衆衛生活動と調査・研究の境界が不明瞭であったりする場合が多いので，個別に書面でインフォームド・コンセント（informed consent：IC）をとることが困難な場合も少なくない．

　一方，介入研究では介入群に対し，観察研究などから導き出された疾病の危険因子を除去したり，疾病の予防因子を適用するなど，対象者の健康状態に介入するので，研究実施の際には，倫理的に妥当な方法を選択するように十分な検討を行うことが必要である．介入研究での倫理については，p67，7章「介入研究」も参照されたい．

　「疫学研究に関する倫理指針」は，2014年12月に，「臨床研究に関する倫理指針」と統合され，「人を対象とする医学系研究に関する倫理指針（統合指針）」が制定された．統合指針はその適用範囲を「人（試料・情報を含む）を対象として，疾病の成因及び病態の理解並びに疾病の予防並びに医療における診断方法及び治療方法の改善又は有効性の検証を通じて，国民の健康保持増進又は患者の疾病からの回復若しくは生活の質の向上に資する知識を得ることを目的として実施される研究」としている．

　ただし，①医療機関内部における症例研究，②外部（学会・専門誌）への症例報告，③他の医療機関等との連携，④医療保険事務，⑤専門医取得のための症例登録などの診療は適用外であり，「医療・介護関係事業者における個人情報の適切な取扱いのためのガイダンス（個人情報保護委員会，厚生労働省）」が適用される．

　この他，⑥法令の規定により実施される研究［臨床研究法が定める「臨床研究（医薬品等を人に対して用いることにより，その医薬品の有効性や安全性を明らかにする研究）」，がん登録推進法に基づく「がんデータベースの作成」など］も統合指針の適用外であり，法令の適用が優先される．臨床研究法が定める「臨床研究」はp151の「F．臨床研究法」を，がん登録については，p137，17章の「疾病登録」を参照されたい．

A　研究者が守るべき基本原則

　第二次世界大戦中に行われたナチス・ドイツのユダヤ人や捕虜への人体実験に対する裁判の後，人間を対象とする医学研究の倫理基準として，ニュルンベルク綱領[脚注1）]

[脚注1）] ニュルンベルク綱領：人を対象とする医学研究の倫理基準．①参加者の自発的同意が必要で，研究途中で自由に参加拒否ができること，②他の方法や手段では行えない社会的福利を生む研究に限定して行うこと，③念入りに計画し，動物実験の結果や疾病の基本的知識などから予想される結果が研究の実施を正当化させること，④死亡や障害が予想される場合には研究は行うべきでないこと，などを定めた．

141

（Nuremberg code）がつくられたが，その後，世界医師会が策定した「臨床研究の際の医師をガイドする勧告：ヘルシンキ宣言」（1964年）では，医学の進歩には，最終的に人間を対象とする研究が必要なことを認めたうえで，「人間を対象とする医学研究の倫理的原則」を定めた．

さらに2000年のエディンバラ改訂では，個人情報保護の対象が人間由来の材料や関連する診療情報にまで拡大し，研究終了後の最善治療条項，利益相反条項などを追加した（表1）．

表1 「人間を対象とする医学研究の倫理的原則：ヘルシンキ宣言」の概要

1. 被験者の健康と権利を擁護するための倫理基準に従う
2. 個々の被験者の権利と利益を科学的利益（新しい知識の獲得）よりも優先させる
3. 被験者の生命，健康，尊厳，全体性，自己決定権，プライバシーおよび個人情報[注1]の秘密を守る
4. 研究の目的の重要性が被験者のリスクと負担にまさる場合にのみ，人間を対象とした研究を行うことができる[注2]
5. 研究の目的，方法，資金源，起こりうる利益相反，予想される利益，可能性のある危険やそれに伴う苦痛などについて，被験者に十分説明し，被験者の自由な意思による同意をとりつける（自己決定権とインフォームド・コンセントの尊重）
6. 研究終了後，その研究で最善とされた予防・診断・治療法を，研究に参加した対象者全員が利用できることを保障する（研究終了後の最善治療条項）
7. 研究対象者からインフォームド・コンセントを取得する場合，研究倫理審査委員会に研究計画書を提出する際や研究結果を公表（刊行）する際に，研究の資金源，研究組織との関係性，起こりうる利益相反が開示されていなければならない（利益相反の開示）

[注1]「個人を特定できる人間由来の材料（臓器・組織・細胞・遺伝子），関連する診療情報」を含む．
[注2] 研究の実施には科学的文献の十分な知識，動物実験などに基づく科学的根拠が必要．

厚生労働省・文部科学省の合同委員会による「人を対象とする医学系研究に関する倫理指針（統合指針）」では，表2に示す8つの事項を研究者が守るべき基本原則としている．

非侵襲的な観察研究であっても，明確な目的をもち，公共の福祉の向上を目的とした疫学研究でなければ，それ自体が倫理的ではない．研究目的が達成され，科学的に正しい結果が得られるように，研究しようとする分野において一般的に受け入れられた科学的手法に従い，科学的文献，その他科学に関する情報および十分な実験に基づき，きちんとした研究デザインを計画しなければならない．誤った結果が得られた場合，これを予防医学に応用することはかえって有害である．また，実現可能性の低い研究計画は研究成果をあげることができず，研究参加者に不要な負担をかけることになり，非倫理的である．

表2 研究者が守るべき基本原則（統合指針）

1. 社会的および学術的な意義を有する研究の実施
2. 研究分野の特性に応じた科学的合理性の確保
3. 研究対象者への負担ならびに予測されるリスクおよび利益の総合的評価
4. 独立かつ公平な立場に立った倫理審査委員会による審査
5. 事前の十分な説明および研究対象者の自由意思による同意
6. 社会的に弱い立場にある者への特別な配慮
7. 個人情報などの保護
8. 研究の質および透明性の確保

（文部科学省，厚生労働省：人を対象とする医学系研究に関する倫理指針，平成26年12月22日より引用）

B 個人情報保護

　疫学研究は個人の健康情報を取り扱うため，研究者は個人情報の保護に努めなくてはならない．個人の健康上の秘密を保護するということは，対象者の人権とプライバシーを尊重するということである．

　1980年の経済協力開発機構（Organisation for Economic Co-operation and Development：OECD）のプライバシー保護に関する理事会勧告は，1）目的明確化の原則，2）利用制限の原則，3）収集制限の原則，4）データ内容の原則，5）安全保護の原則，6）公開の原則，7）個人参加の原則，8）責任の原則の8原則からなり，OECD8原則と呼ばれる．「個人情報の保護に関する法律（個人情報保護法）」（2005年に全面施行）は個人情報の取り扱いに対し，OECD8原則に準拠した義務を課しており，個人情報取扱事業者の義務規定が定められている（表3）.

表3 経済協力開発機構（OECD）のプライバシー保護に関する理事会勧告（1980年）と個人情報保護法との関係

OECD8原則	個人情報保護法の対応項目
1）目的明確化の原則： 個人データ収集の目的を明確にし，利用は収集目的に合致すべきである	第15条（利用目的の特定：利用目的をできる限り特定する）
2）利用制限の原則： データ主体（個人情報の持ち主）の同意がある場合や法律の規定による場合以外は目的以外に利用してはならない	第16条（利用目的による制限：利用目的の達成に必要な範囲を超えて取り扱ってはならない） 第23条（第三者提供の制限：本人の同意を得ずに第三者に提供してはならない）
3）収集制限の原則： 個人データは適法・公正な手段により，データ主体に通知または同意を得て収集されるべきである	第17条（適正な取得：偽りその他不正の手段により取得してはならない）
4）データ内容の原則： 収集する個人データは利用目的に沿ったもので，かつ，正確，完全，最新であるべきである	第19条（データ内容の正確性の確保：正確かつ最新の内容に保つよう努めなければならない）
5）安全保護の原則： 合理的安全保護措置により，紛失・破壊・使用・修正・開示などから保護しなければならない	第20条（安全管理措置：安全管理のために必要な措置を講じなければならない） 第21条（従業者の監督：従業者に対し必要な監督を行わなければならない） 第22条（委託先の監督：委託先に対し必要な監督を行わなければならない）
6）公開の原則： 個人データ収集の実施方針などを公開し，データの存在，利用目的，管理者などを明示しなければならない	第18条（取得に際しての利用目的の通知等：取得したときは利用目的を通知又は公表しなければならない） 第27条（保有個人データに関する事項の公表等：保有個人データを本人の知りうる状態にしなければならない）
7）個人参加の原則： データ主体が自身に関するデータの所在および内容を確認できるようにするとともに，データ主体の異義申し立てを保証しなければならない	第28条（開示：本人の求めに応じて保有個人データを開示しなければならない） 第29条（訂正等：本人の求めに応じて訂正等を行わなければならない） 第30条（利用停止等：保有個人データの利用停止又は消去を請求できる）
8）責任の原則： 個人データの管理者は諸原則実施の責任を有する	第35条（苦情処理：苦情の適切かつ迅速な処理に努めなければならない）

*18*章 疫学研究と倫理

表4 2017年改正個人情報保護法等（個人情報保護の法律）[注1]の主な改正点

1. 個人情報の定義の明確化
   - 個人識別符号[a]の追加
   - 要配慮個人情報[b]に関する規定の整備
2. 適切な規律の下で個人情報等の有用性を確保
   - 匿名加工情報[c]に関する加工方法や取り扱い等の規定の整備
3. 個人情報保護対策の強化
   - 第三者提供に係る確認と記録の作成の義務化[注2]
   - 不正な利益を図る目的による個人情報データベース提供罪の新設
4. 内閣府外局に個人情報保護委員会の新設
   - 従来の厚生労働大臣などの主務大臣の権限を個人情報保護委員会に一元化
   - 個人情報保護指針の作成や届出，公表等の規定の整備
5. 個人情報取り扱いのグローバル化への対応
   - 国境を越えた適用と外国執行当局への情報提供に関する規定の整備
   - 外国にある第三者への個人データ提供に関する規定の整備
6. オプトアウト規定・利用目的の変更制限緩和規定の整備など
   - 本人の同意を得ない第三者提供の届出と公表の厳格化
   - 利用目的の変更制限を緩和する規定の整備
   - 取り扱う個人情報が5,000人以下の小規模取り扱い事業者への対応の整備

[注1] 個人情報保護法等：「民間事業者等」は個人情報保護法，「独立行政法人等」は独立行政法人等個人情報保護法，「国の行政機関等」は行政機関個人情報保護法，「地方公共団体等」は個人情報保護条例とそれぞれに適用される法律が異なる．
[注2] 保管義務の期間：提供元は提供後3年間，提供先は情報提供を受けた研究の終了後5年間．
※個人識別符号[a]，要配慮個人情報[b]，匿名加工情報[c]，の用語の意味は表5を参照されたい．

表5 2017年改正個人情報保護法等（個人情報保護の法律）で使用される用語の説明

	用語	説明
a.	個人識別符号	身体の特徴[注1]をコンピュータで使用するために変換した文字，番号，記号などで，特定の個人を識別することができると個人情報保護委員会規則で定める基準に適合するもの
b.	要配慮個人情報	本人の人種，信条，社会的身分，病歴，犯罪の経歴，犯罪により害を被った事実など本人に対する不当な差別，偏見など不利益が生じる恐れがあり，取り扱いに特に配慮を要する個人情報[注2]
c.	匿名加工情報（非識別加工情報）	特定の個人を識別することができないように個人情報を加工した情報[注3]
d.	匿名化	特定の個人の識別を可能とする記述など（個人識別符号を含む）の全部または一部を取り除くこと（当該個人と関わりない符号や番号を与えることを含む）[注4]

正確な法律用語は「個人情報の保護に関する法律（平成15年法律第57号）」全面施行の日（平成29年5月30日）時点（http://www.ppc.go.jp/files/pdf/290530_personal_law.pdf）（最終アクセス2018年8月2日）を参照されたい．
[注1] ①細胞から採取されたデオキシリボ核酸（DNA）を構成する塩基の配列のうち，遺伝型情報により本人を認証することができるようにしたもの，②顔の骨格，皮膚の色，目・鼻・口などの顔の部位の位置・形状によって定まる容貌，③虹彩の表面の模様，④発声の際の声帯の振動，声門の開閉・声道の形状とその変化，⑤歩行の際の姿勢および両腕の動作，歩幅などの歩行の態様，⑥手のひら，手の甲，または指の皮下の静脈の形状，⑦指紋または掌紋．
[注2] 2017年の個人情報保護法の改正により，研究目的で新たに研究対象者から「要配慮個人情報」を取得する場合，オプトアウトは不可，新たにインフォームド・コンセントを取得する必要がある．
[注3] 個人情報の取り扱いよりも緩やかな規律のもと，自由な流通・利活用が可能であるが，加工基準の遵守，加工方法の漏洩防止，作成した情報の公表の義務，提供時に情報の項目と提供方法の明示と公表義務，識別行為の禁止，安全管理措置などが求められる．個人情報保護法での「匿名加工情報」は独立行政法人等個人情報保護法では「非識別加工情報」と呼ばれ，同じものを指す．
[注4] 2017年改正後の統合指針では匿名化されている情報は，①「匿名化されている情報（特定の個人を識別できないものであって，対応表が作成されていないもの）」，②「匿名化されている情報（特定の個人を識別できないもの）」，③「匿名化されている情報」，のいずれかになる．改正前の指針で「連結不可能匿名化されている情報」であっても，改正指針で個人識別符号（ゲノムデータなど）に該当する情報が含まれていれば，「匿名化されている情報」としての取り扱いが必要となる．

情報通信技術の発展により，個人情報保護法が制定された当時に想定できなかった個人情報の利用が可能になり，そのことに対応するために2017年同法が改正された．主な改正点を表4に，使用される用語の説明を表5に示す．

個人情報保護法等（個人情報保護の法律）は，研究主体ごとに適用される法律が異なり，民間事業者（私立大学・学会，私立病院，民間企業など）には「個人情報保護法」が，国の行政機関・国立研究所などには「行政機関個人情報保護法」が，独立行政法人・国立大学などには「独立行政法人等個人情報保護法」が，地方公共団体・公立大学・公立研究機関・公立医療機関などには「個人情報保護条例」が適用される．しかし，これらの規定は大学その他の学術研究機関・団体とそこに所属する者が学術研究を行う際には適用されず，「人を対象とする医学系研究に関する倫理指針（統合指針）」に従うことが求められている．特定の個人を識別できる記述などの全部または一部が取り除かれ匿名化され，対応表のない情報は2017年の指針改正以前は「連結不可能匿名化された情報」に分類されていたが，改正後はゲノムデータなど個人識別情報を含む場合には「匿名化されている情報」，含まない場合には「匿名化されている情報（特定の個人を識別することができないものであって，対応表が作成されていないものに限る）」に分類される．2017年の指針改正後は「連結可能匿名化」，「連結不可能匿名化」という2つの用語は使わず，「匿名化されている情報（特定の個人を識別することができないものであって，対応表が作成されていないものに限る）」，「匿名化されている情報（特定の個人を識別することができないものに限る）」，「匿名化されている情報」の3つの用語を使用することとなった脚注2)．

個人情報保護法の改正による個人情報保護対策の強化に伴い，2017年の指針改正後，情報の提供元と提供先は個人データを第三者に提供する際は，当該第三者の氏名などを記録，確認，そして保管することが求められるようになり，提供元は提供後3年間，提供先は情報提供を受けた研究の終了後5年間の保管が義務付けられるようになった．

個人情報保護のための体制づくり

①個人情報管理者：個人情報の取り扱いに当たっては，個人情報管理者を明確に決める必要がある．管理者は個人情報保護対策を整備・維持する責務がある．

②守秘義務：個人情報を扱う者には守秘義務がある．個人情報保護の法律は大学などの研究者が学術研究を行う際には適用されないが，「人を対象とする医学系研究に関する倫理指針（統合指針）」などの倫理指針に従うことが求められており，離職後も

脚注2) データセットから氏名や性別・生年月日・住所などの個人が特定できる情報を削除し，匿名化した後，個人が特定できる情報とデータセットのID番号の対応表を，解析に用いるデータセットとは別に保管しておけば，後でこのデータセットにデータを追加することができるが，個人が特定できる情報を破棄し，対応表がない場合には，個人情報が漏れる危険性はなくなるがデータの追加はできない．2017年の指針改正以前は対応表がある場合を「連結可能匿名化情報」，対応表がない場合を「連結不可能匿名化情報」，連結不可能匿名化または連結可能匿名化であって，当該研究機関に対応表がない場合を「匿名化されている情報」といっていたが，近年，ゲノム研究の進歩により，全核ゲノムシークエンスデータなどのようにゲノム情報の中にも個人が認証できる個人識別情報があることがわかり，「匿名化されている情報」の中にも特定の個人が識別できるものが含まれることから，2017年の指針改正で用語の改正が行われた．匿名化されているが，個人識別符号（ゲノムデータなど）が含まれているときは「匿名化されている情報」となる．

守秘義務がある．個人情報を取り扱う業務を委託する場合にも，契約書において守秘義務があることを確認すべきである．

③マニュアル：研究を遂行するうえで確実に個人情報保護がなされるようにマニュアルを作成する．個人情報保護マニュアルは，研究に従事する誰もが理解できるような平易な言葉で具体的に書かれている必要がある．

④教育：個人情報を利用した研究に従事する者は，個人情報保護について十分配慮ができる者でなければならない．個人情報保護マニュアルの徹底を図るための教育が必要である．特に，はじめて個人情報を取り扱う者に対しては，研究や業務に従事する前に教育を行う必要がある．

⑤危機管理：個人情報が紛失，破壊，改ざん，漏洩したことが明らかになったときには，個人情報管理者は速やかに被害を最小限にするための対策を講じ，原因を解明しなければならない．

情報収集

①研究計画に沿って，明確な目的のもとに情報を収集する．
②研究目的に照らして，明らかに不必要な情報は収集しない．

情報管理

①個人情報にアクセスできる者を制限する．
②施錠したキャビネットに保管する．
③個人識別情報が不要になった時点で速やかに削除する（匿名化・コード化する）．
④個人識別情報が必要な場合，分析で必要となる健康情報などと個人識別情報を分割して保管する．
⑤情報の搬送の際にファクシミリは使用せず，郵便物は書留，親展扱いにする．
⑥個人情報を取り扱う業務を外部に委託するときは守秘義務に関する契約を結び，質問票が返却されたときは速やかに数量をチェックする（民間企業には「個人情報保護法」が適用されるが，研究機関で調査票の氏名を除きコード化した状態で，データ入力を依頼するなど，可能な限り個人識別情報を除いた状態で外部に委託する）．

情報破棄

①不要となったデータは，その都度破棄する．
②書類の場合は施設内で裁断あるいは焼却する（大量の場合，ダンボール箱に入れ，中身が見えないようにテープで蓋をする．決して，通常の廃棄物と一緒に捨ててはいけない）．
③電子媒体はメディアの初期化によりデータを消去する．
④コンピュータを破棄する際には，ハードディスクなどの個人情報を確実に消去する．

個人識別情報（個人同定情報）

個人情報のうち，個人への遡及を可能にする氏名，住所，電話番号など．人口の少ない

集団では，生年月日や性と年齢だけでも個人が識別（同定）できる場合もある（例：病院でアンケート調査を行う場合，男性看護師は少ないので性と年齢だけで個人が識別される場合がある）.

遺伝情報・ゲノム情報

遺伝情報は，単一遺伝子疾患の成因遺伝子[脚注3]のように疾患発症との関係が明確になっているものから，感受性遺伝子[脚注4]のように環境要因のような他の危険因子との交互作用により，危険因子と考えられるものまでさまざまである．現在，疾患の危険因子と考えられていなくても，科学の進歩により危険因子と認定される可能性は否定できない．遺伝情報は対象者個人だけではなく，その血縁者（子孫を含む）の情報も含んでいるので，その取り扱いには特に注意が必要であり，試料の匿名化を行い，他の情報とは別に取り扱う．個人へ遡及を可能にする情報と遺伝子情報が容易に連結できないようにし，遺伝子情報と個人へ遡及を可能にする情報を管理する責任者を決めておく必要がある．遺伝子解析を伴う疫学研究には「ヒトゲノム・遺伝子解析研究に関する倫理指針」と「人を対象とする医学系研究に関する倫理指針（統合指針）」が重複して適用される.

C インフォームド・コンセント

疫学研究を行う際，研究者は参加者に対し，研究の意義，目的，方法，手順，便益と起こりうる損害，予想される結果，研究対象者として選ばれた理由，利益相反を示して，研究参加者本人または責任ある代理者（例：未成年者の場合の親）から自由意思に基づく同意（インフォームド・コンセント）を得ることを原則とする.

介入研究の場合には文書でインフォームド・コンセントを取得するが，上記の事項に加え，損害が起こった場合の補償の有無，疑問が生じた際の質問を受け付ける窓口（担当者の連絡先），研究に参加しなくても不利益を被らないこと，嫌になったらいつでも参加を中止できることなどが説明文書に記載されている必要がある.

「人を対象とする医学系研究に関する倫理指針（統合指針）」では，侵襲と介入の定義が明記され，その有無により，インフォームド・コンセントの取得や倫理審査のやり方について道筋が示されている．侵襲とは「研究目的で行われる，穿刺，切開，薬物投与，放射線照射，心的外傷に触れる質問等によって，研究対象者の身体又は精神に傷害又は負担が生じること」，介入とは「研究目的で，人の健康に関する様々な事象に影響を与える要因（健康の保持増進につながる行動及び医療における傷病の予防，診断又は治療のための投

[脚注3] 疾患の発病と特定の遺伝子（成因遺伝子）が1：1で対応する場合を単一遺伝子疾患（メンデル遺伝病）という．常染色体優性遺伝の例としては，脊髄小脳変性症などが，常染色体劣性遺伝の例としては家族性大腸腺腫症などが，X連鎖遺伝の例としてはファブリー病などが，X連鎖劣性遺伝の例としては血友病などがある.

[脚注4] 生活習慣病では遺伝要因（遺伝子多型）と環境要因（飲酒，喫煙などの生活習慣）の相互作用により，発病のリスクが上昇する．遺伝子の保有が疾病発症に直結するのではなく，発症のリスクを上昇させる遺伝子（遺伝子多型）を感受性遺伝子という.

薬，検査等を含む.）の有無又は程度を制御する行為（通常の診療を超える医療行為であって，研究目的で実施するものを含む.）」と定義されている．通常の診療で使用されている薬剤（承認医薬品）であっても，参加者の自由な選択を制限する研究の場合は介入研究となる．侵襲の程度は介入の有無に影響を与えないので注意が必要である．

新規の試料・情報を取得する際，

①「侵襲」を伴う研究：文書によるインフォームド・コンセントの取得を原則とする．穿刺・切開（上乗せの採血や組織切除，腰椎穿刺など），薬物投与，放射線照射（CT・PET・MRI検査など），心的外傷に触れる質問（例：災害，事故，虐待など対象者が思い起こしたくないつらい体験に関する質問）であっても，診療上の必要があって行われるものは「侵襲」とはみなさない．「侵襲」はあくまでも，研究目的で追加されたものに限られる．

②「侵襲」を伴わない「介入」を伴う研究：文書によるインフォームド・コンセントを取得するか，口頭でインフォームド・コンセントを取得し，その記録を残しておく（例：緑茶など食経験のある食品の摂取，短時間で回復する運動負荷など）．

③「侵襲」も「介入」も伴わないが人体から採取された試料を用いる研究：文書によるインフォームド・コンセントを取得するか，口頭でインフォームド・コンセントを取得し，その記録を残しておく．尿・便・喀痰，唾液・汗などの分泌物，抜け落ちた毛髪・体毛の採取は「侵襲」とはみなさない［なお，診療目的で採取され，検査後に残った検体（残余検体）は既存試料であり，新規の試料の採取とはみなされない］．

④要配慮個人情報の取得を行う研究：文書によるインフォームド・コンセントを取得するか，口頭でインフォームド・コンセントを取得し，その記録を残しておく．原則，オプトアウト[脚注5]（情報を公開し，拒否権を保証したうえで，拒否しない人からは同意が得られたとすること）は不可．

⑤要配慮個人情報以外の情報のみを用いる研究：a）文書によるインフォームド・コンセントを取得，b）口頭でインフォームド・コンセントを取得・記録を残す，c）オプトアウト，のいずれかを行う．

質問票

研究対象者の精神に傷害または負担が生じる可能性のある質問（「侵襲」を伴う質問）が含まれる場合には，あらかじめ質問内容の概略を示し，文書で同意を得た後に，質問票に答えてもらうプロセスを経る必要がある．しかし，「侵襲」を伴わない質問を行う場合には，口頭で説明した後，対象者から自記式の質問票を提出してもらうことで同意が得られたとみなすことができる．

[脚注5] オプトアウトとは研究の目的を含めて，研究の実施についての情報を公開し，さらに拒否の機会を保証すること．研究の概要を知らせる方法としては，個別配布，健診会場（病院）での掲示，ホームページ上の公開などがあるが，研究対象者に目につきやすい場所に掲示する必要がある．統合指針で求められているのは，個々の研究計画のオプトアウトであり，「健診・検診データ（診療データ）を疫学研究に使います」といった一般的な研究利用の情報公開では不十分とされている．

C インフォームド・コンセント

健診・検診の情報

　個別にインフォームド・コンセントを得る代わりに，健診・検診会場に集まった人たち全体に口頭で説明し，インフォームド・コンセントを得ることや「健診・検診会場に検診データを疫学研究に利用する旨の文書を掲示して，研究の概要を知らせ，協力したくない人に手をあげてもらい，拒否しない人からは同意が得られた」とするオプトアウトも可能である．

既存の情報

　情報を収集した段階で得たインフォームド・コンセントの範囲を超える利用（目的外利用）については，可能な限りインフォームド・コンセントを得るように努める．しかし，①匿名化されている情報（特定の個人を識別不能）は目的の変更のための手続きなしで研究に利用，他機関への提供が可能である．②変更前の研究目的と相当関連のある研究に利用する場合には，その旨を対象者に通知し，情報を公開すれば研究に利用できる．③社会的重要性が高い研究の場合には，変更前の研究の目的と関連性が少なくても，法律の除外や例外規定に該当する場合はオプトアウトで研究への利用が可能である．

診療記録

　診療記録は，既存の情報とみなされる．

既存試料

　試料採取時に将来行う研究についてもインフォームド・コンセントを得ておくか，または研究開始時にインフォームド・コンセントを得ることを原則とする．生体試料を用いる研究の場合，対象者から文書によるインフォームド・コンセントを取得するか，口頭でインフォームド・コンセントを取得し，その記録を残しておく（例：手術の残余検体を用いた研究，血液検査の残余検体を用いた研究など）．生体試料の場合にはオプトアウトは不可である．

公的に収集された資料の二次利用

　指定統計調査［例：国勢調査（総務省）］，届出統計調査［例：住民基本台帳人口移動報告（総務省）］，承認統計調査［例：体力・運動能力調査（文部科学省）］などの公的に収集された情報を二次利用する場合，法律に定められた手続きをとることにより，インフォームド・コンセントのプロセスを経なくてもよい．

代　諾

　①対象者が認知症などで有効なインフォームド・コンセントを与えることができないと客観的に判断される場合，対象者の法的代理人，親権者など，代諾者のインフォームド・コンセントで代用する．
　②対象者が未成年の場合のとき，親権者のインフォームド・コンセントを本人のイン

149

18章 疫学研究と倫理

フォームド・コンセントとみなすが，本人の賛意（インフォームド・アセント）[脚注6]
も必要である．16歳以上の場合，無記名のアンケート調査のような「侵襲」を伴わな
い研究の場合は，本人のインフォームド・コンセントだけでよい．

③本人に十分な同意能力がない場合［知的障害がある場合でも，本人の賛意（イン
フォームド・アセント）は必要］．

④研究対象者が死者であっても，その生前に研究参加に反対する意志を明示していな
い場合（代諾者は遺族）．

D 介入研究

介入研究は，健康状態に介入するので，倫理的に妥当な方法を選択することが望まれ
る．研究計画は科学的合理性と倫理性などについて，倫理審査委員会の承認を得なければ
ならない．研究の正確性と参加者の人権が拮抗する場合には，参加者の人権を優先させ
る．割り付けられた群とは無関係に，すべての参加者からインフォームド・コンセントを
介入群・非介入群の割り付けの前に得る必要がある．対象者の選定に当たっては，小児や
障害者などの社会的弱者を対象とする研究は，その人たちを対象とした研究でなければ行
えない研究に限定すべきである．また，インフォームド・コンセントの受領にあたって
は，みずから拒否をすることができない人々を対象にする場合，特に配慮が必要である
（例：がん患者に対する抗がん薬の介入研究など，介入の内容が直接患者の治療と結びつ
いている場合など）．

■ 介入の原則

事前の研究結果により健康を改善すると予想される介入しか許されない．特定の疾患を
予防するものでも，健康全体を損なう介入は許されない（例：喫煙はパーキンソン病に対
して予防的に働くが，がんや虚血性心疾患などのリスクを上昇させる）．

■ インフォームド・コンセント

研究対象集団は研究参加の候補者であり，研究内容に関して十分な説明を受けた後，完
全な自由意思により自発的に研究に参加する．説明は文書で行い，いつでも同意事項を確
認できるようにしておく．研究の意義，目的，方法，手順，便益と起こりうる損害，損害
が起こった場合の補償の有無，予想される結果，結果の不確実性の程度，疑問が生じた際
の質問を受け付ける窓口（担当者の連絡先），研究に参加しなくても不利益を被らないこ
と，いつでも自由に研究参加を中止できることなどが説明文書に記載されている必要があ
る．

介入研究での倫理については，p67，7章「介入研究」も参照されたい．

[脚注6] インフォームド・アセントとは，インフォームド・コンセントを与える能力を欠くと客観的に判断さ
れる研究対象者が理解力に応じたわかりやすい言葉で説明を受け，研究参加に賛意を示すこと．

E 利益相反

医学研究における利益相反（conflict of interest：COI）は，研究者の個人的利益（金銭的利益，昇進，名声）と研究の倫理的妥当性（研究参加者の福利，研究結果の客観性）とが相反している状態を意味する．人間を対象とした医学系研究には対象者の人権ならびに生命の安全を守る観点から倫理性，科学性を担保とした実施が求められている．ヘルシンキ宣言（2000年エディンバラ改訂）にならい，文部科学省・厚生労働省の「人を対象とする医学系研究に関する倫理指針（統合指針）」では，研究責任者は研究チーム内の研究者の利益相反関係を把握し，透明性を保ち，「商業活動に関連しうる研究」の場合，インフォームド・コンセントの際に使用する説明同意文書と倫理委員会へ提出する研究計画書に利益相反関係を明記することを求めている．

F 臨床研究法

医薬品などを人に対して用いることにより，その医薬品の有効性や安全性を明らかにする研究は「臨床研究」といい，「人を対象とする医学系研究に関する倫理指針（統合指針）」の適用外であり，臨床研究法が優先的に適用される（厚生労働省：臨床研究法について）．「臨床研究」のうち，①医薬品等製造販売業者などから研究資金などを受けて実施する臨床研究，②未承認医薬品や適応外医薬品（承認医薬品を承認されていない用法，用量，使用方法で用いる場合）を用いる臨床研究のいずれかに該当する研究を「特定臨床研究」といい，a）特定臨床研究ごとに実施計画を作成し，厚生労働大臣の認定を受けた「認定臨床研究倫理審査委員会」で，研究実施の適否に関して審査を受け，厚生労働大臣に提出すること，b）モニタリング・監査の実施，利益相反の管理などの実施基準の遵守，インフォームド・コンセントの取得，個人情報の保護，記録の保存，c）特定臨床研究に起因すると疑われる疾病などを発症した場合，「認定臨床研究倫理審査委員会」に報告し，意見を聴き，厚生労働大臣に報告すること，が義務づけられている．

本法は，製薬企業から資金提供を受けた高血圧治療薬の多施設共同臨床研究で，データの改ざんが行われたことが発覚し，罰則規定のない倫理指針だけでは被験者を守り，正しい研究成果を発信することは不十分であることが明らかになり，2017年罰則規定を含めて公布された．

G 研究結果の発表

研究結果は公表されなければ，公共の福祉に役立てることはできない．しかし，個人の結果はプライバシー権の問題もあり，本人の承諾がない限り，個人が同定できるような形式で公表してはならない．たとえ集団の結果としても，その集団が同定されることによりその集団が不利益を被ることが予測される場合には，匿名化しなくてはならない．

また，研究結果が意図したものと異なった場合に結果の公表を控えることは，研究参加者に不要な負担をかけるだけではなく，公表されなかった研究と類似の研究が繰り返され

18章 疫学研究と倫理

ることになるので，非倫理的である.

H 研究計画書

　研究責任者は研究実施前に研究計画書を作成し，倫理審査委員会の審査を受ける．研究計画書には短時間で概要が把握できるように研究の全体像を提示する．研究計画書は倫理審査委員だけではなく，研究対象者（一般人）や研究の一部を担当する共同研究者なども読むので，誤解を生じないように，平易な文章で正確に必要事項が書かれている必要がある．研究計画書には，研究の全体像を把握するために必要な項目が含まれていなければならない（表6）.

> **表6 研究計画書に必要な項目**
>
> 1. 研究の名称
> 2. 研究の実施体制（研究責任者および共同研究者の所属・役職，研究実施施設，研究計画の作成・統計解析・検査の実施など各研究者の役割）
> 3. 研究の目的および意義
> 4. 研究の科学的合理性の根拠（研究実施に至った背景や実施の正当性を裏づけるデータ，引用文献）
> 5. 研究対象者の選定方法
> 6. 研究の実施方法（観察項目・検査項目）と研究期間
> 7. 倫理的事項（インフォームド・コンセント取得手続，個人情報保護の方法）
> 8. 研究対象者の負担と予測されるリスク
> 9. 研究参加による対象者の利益
> 10. 利益相反
> 11. 研究成果の帰属と情報公開の方法

　上記の項目に加え，介入研究の場合には「侵襲による有害事象の評価と報告，補償内容」が，遺伝情報を取り扱う研究の場合には「遺伝情報に関する重要な知見が得られた場合の研究結果の取扱い」[脚注7]が，モニタリングおよび監査を実施する場合には，「その実施体制及び実施手順」が記載されていなければならない．研究終了後，研究責任者は最終報告書を研究機関の長に提出しなければならない．計画書を修正する場合には，倫理審査委員会の審議と承認が必要である.

I 倫理審査委員会

　倫理審査委員会は，研究計画の適否について，倫理的および科学的観点から審査する．また，倫理審査委員会は進行中の研究をモニターする権利をもち，有害事象などモニタリング情報の提供を受け，研究の継続の可否を審査する．研究機関の長は倫理審査委員会の意見を聴取し，研究責任者に対し研究を停止もしくは中止，または研究計画書を変更させるなど適切な対応をとることが求められている.

　日本疫学会では機関紙や学会での発表の際，倫理審査委員会の承認を得ていることを原

[脚注7] 遺伝子解析の結果を開示する場合には，遺伝カウンセリングが必要であり，遺伝カウンセリングの方法などを盛り込んだ研究計画でなければならない.

則としていて，所属施設に倫理審査委員会がない会員のために疫学研究計画の審査を行うための倫理審査委員会を東日本と西日本に1つずつ設置している．詳しくは日本疫学会倫理審査委員会設置要項を参照されたい．

J 研究の実例

例1）大学病院に勤務する看護師を対象とした無記名の質問票調査の場合

　某大学付属病院に勤務する看護師を対象に，喫煙に関する無記名のアンケート調査を行った．アンケートは病棟単位で配布したが病棟単位で回収するのではなく，厳封した封筒に入れ，看護部前のアンケート回収用のポストに各自投函してもらった．回収後，医学部公衆衛生学講座で開封し，集計と解析を行った．インフォームド・コンセントの取得はアンケートの記入およびポストへの投函をもって同意が得られたとした（自記式の質問票はその提出をもって同意とみなすことができる）．病棟単位で回収した場合，年齢や勤務年数などで個人が特定される可能性があるので，厳封した封筒に入れるだけではなく，病棟とは別の場所にアンケート回収用のポストを設置し，各自投函してもらった．

（鷲尾昌一ほか：看護師の喫煙経験と喫煙に対する意識．看護教育 **47**：184-187，2006）

例2）アンケート調査に加え，生体試料の提供を伴う研究を行う場合

　全身性エリテマトーデスの症例対照研究を行った．生活習慣，既往歴などに関する質問票に加え，遺伝子多型測定のための採血をお願いした．書面で研究の主旨を説明するとともに，研究参加は任意であり，研究に参加しなくても診療のうえで不利益にならないことを説明した（臨床の現場では研究に参加しなくても診療上不利益にならないこと，研究参加が任意であることを説明しておく必要がある）．同意書には，調査票の調査と遺伝子多型測定のための採血は別々にチェックをしてもらい，項目ごとの同意を得た（研究参加者にいくつかの情報提供のお願いをする場合，それぞれに項目を設け，チェックしてもらうことで研究の内容を確認してもらい，一部の参加なら同意できる人たちに研究に参加してもらうことができる）．

　遺伝子多型の測定と調査票のデータ入力は別々の施設で行い，個人が特定できる情報を削除し，匿名化した．これを研究者以外の情報管理者が連結し，もとのID番号とは別の番号を与え，個人が特定できないようにした（遺伝子の情報は本人だけの情報でなく，血縁者の情報でもあるので，特に厳格な情報管理が求められている）．

　本研究では遺伝子情報を研究参加者には知らせないことにしていたので，遺伝子カウンセリングの体制は整えていない．

（Washio M et al：Smoking, drinking, sleeping habits, and other lifestyle factors and the risk of systemic lupus erythematosus in Japanese females；findings from the KYSS study. Mod Rheumatol **16**：143-150, 2006 および Kiohara C et al：Cigarette smoking, N-acetyltransferase 2 polymorphisms and systemic lupus erythematosus in a Japanese population. Lupus **18**：630-638, 2009）

18章 疫学研究と倫理

📝 **レポート課題**
1. 「ヘルシンキ宣言」（日本医師会訳）と「人を対象とする医学系研究に関する倫理指針」の両方を確認しながら，仮想の研究計画書をつくってみましょう．
2. 「個人情報の保護に関する法律」，「個人情報保護法の改正概要」（厚生労働省）を確認しながら，複数の施設で共同研究を行う場合に注意しなければいけない事項について調べてみましょう．
3. 「ヒトゲノム・遺伝子解析研究に関する倫理指針」を調べ，遺伝情報（遺伝子や血縁者の病歴）を取り扱わない研究と比較して，遺伝情報を取り扱う研究の場合に，特に注意しなければいけないことを考えてみましょう．

《18章「疫学研究と倫理」参考 URL》（いずれも最終アクセスは 2018 年 8 月 2 日）

1．疫学研究の倫理と関連する日本国内の倫理指針（法律）など
- 疫学研究を実施するにあたっての倫理指針（日本疫学会）
  （http://jeaweb.jp/ethical_reviews/files/shisin.html）
- 日本疫学会倫理審査委員会設置要項
  （http://jeaweb.jp/ethical_reviews/files/youkou.html）
- 人を対象とする医学系研究に関する倫理指針
  （http://www.lifescience.mext.go.jp/files/pdf/n1859_01.pdf）
- 疫学研究に関する倫理指針（文部科学省・厚生労働省）
  （http://www.mhlw.go.jp/general/seido/kousei/i-kenkyu/ekigaku/0504sisin.html）
- 臨床研究に関する倫理指針（厚生労働省）
  （http://www.mhlw.go.jp/topics/2003/07/tp0730-2b.html）
- ヒトゲノム・遺伝子解析研究に関する倫理指針（文部科学省・厚生労働省・経済産業省）
  （http://www.mhlw.go.jp/stf/seisakunitsuite/bunya/hokabunya/kenkyujigyou/i-kenkyu/index.html）
  ※厚生労働省，文部科学省のホームページで倫理指針は検索可能
    1）厚生労働省ホームページ：研究に関する指針について
      （http://www.mhlw.go.jp/stf/seisakunitsuite/bunya/hokabunya/kenkyujigyou/i-kenkyu/index.html）
    2）文部科学省ホームページ：文部科学省ライフサイエンスの広場 生命倫理・安全に対する取組
      （http://www.lifescience.mext.go.jp/bioethics/seimei_rinri.html）
- 改正個人情報保護法（全面施行版）
  （http://www.ppc.go.jp/files/pdf/290530_personal_law.pdf）
- 個人情報保護法の改正概要（厚生労働省）
  （http://www.mhlw.go.jp/file/05-Shingikai-10601000-Daijinkanboukouseikagakuka-Kouseikagakuka/151117_tf1_s4.pdf）
- 医療・介護関係事業者における個人情報の適切な取扱いのためのガイダンス（平成 29 年 4 月 14 日個人情報保護委員会，厚生労働省）
  （http://www.ppc.go.jp/files/pdf/iryoukaigo_guidance.pdf ）
- 臨床研究法について（厚生労働省）
  （http://www.mhlw.go.jp/file/05-Shingikai-10601000-Daijinkanboukouseikagakuka-Kouseikagakuka/0000173648.pdf）

2．国際的な倫理指針
- ヘルシンキ宣言（日本医師会訳）
  （http://dl.med.or.jp/dl-med/wma/helsinki2013j.pdf）
- 患者の権利に関する WMA リスボン宣言（日本医師会訳）
  （http://dl.med.or.jp/dl-med/wma/lisbon2005j.pdf）
- ニュルンベルク綱領（笹栗俊之訳）
  （http://www.med.kyushu-u.ac.jp/recnet_fukuoka/houki-rinri/nuremberg.html）
- 人を対象とする生物医学研究の国際倫理指針 3 版（笹栗俊之訳）
  （http://www.med.kyushu-u.ac.jp/recnet_fukuoka/houki-rinri/pdf/cioms.pdf）

19章　領域別の測定方法・分析方法

19章-1　栄養疫学

A　定　義

　「栄養疫学」は，人が摂取している栄養素・物質・食品・料理ならびに，食行動などその関連情報を研究対象とする疫学研究である．人はだれでも，生涯，食べ物を食べ続ける．したがって，食べ物を食べる人の側からみる「栄養疫学」は人の健康を探り，人の健康を支えるうえで重要な疫学研究である．栄養疫学の特徴は（当然ながら）食事（食行動）を調べることである．これを「食事アセスメント（食事調査）」と呼ぶ．食事（食行動）を客観的な手段で調べる技術はまだ乏しく，そのために，自己申告に頼る方法が未だに主流である．

B　食事アセスメント（食事調査）

　表1に代表的な食事アセスメント法についてその長所と短所をまとめておく．栄養疫学を計画し，実施する者だけでなく，栄養疫学の結果を解釈し，活用する者にとっても重要な知識である．
　栄養素摂取量を対象とする場合には，陰膳法と生体指標以外は直接には栄養素摂取量は得られない．食品摂取量を調べ，それに食品成分表の情報を組み合わせることによって，栄養素摂取量を得る．したがって，その精度は食品摂取量と食品成分表，両方の精度に依存する．特に後者は既存のものを用いることが多いため，その信頼度には特に注意すべきである．

C　栄養疫学におけるバイアス

　栄養疫学を計画・実施したりその結果を解釈・活用したりする際に不可欠となるもう一つの注意事項として，食行動の特徴に基づくものがある．「日間変動」と「申告誤差（過小申告・過大申告：事実上問題となるのは前者が多い）」がその代表である．前者は習慣的な摂取量（摂取行動）を知りたい場合に問題となる．慢性疾患との関連を検討するような場合には致命的な問題になる場合もある．後者は摂取量の絶対値を知りたい場合に問題となる．特に，過小申告は表1に掲げたほとんどのアセスメント法で生じる系統バイアス

であり，エネルギー摂取量でも生じるために，細心の注意を要する．解析時に，主に後者の問題を軽減するための方法として，エネルギー調整が行われる場合がある．エネルギー調整の方法には，主に残差法と密度法が知られている．

残差法は，対象集団において総エネルギーを独立変数，栄養素摂取量を従属変数として一時回帰式を求め，回帰式から個人別の残差（予測される値と実測値の差）を算出する方法である．残差は理論的には総エネルギーと相関しないため，エネルギー調整法として有用である．

一方，密度法は総エネルギー摂取量に対する各栄養素の占める割合を算出する方法であり，より簡便に計算できる．しかしながら，エネルギーとの相関が低い栄養素を密度法で調整すると，当該栄養素とエネルギーの間に負の相関が生じ，そのためエネルギーと関連のある疾患では，エネルギーとは逆方向の関連が見かけ上，示されてしまうことがあるので，注意が必要である．

表1 主な食事アセスメント法の特徴についてのまとめ

	アセスメント法	長所	短所
陰膳法	食事をもう一人分つくってそれを化学分析する．	食品成分表が不要．	長期間の実施が困難．
食事記録法	食べる（た）ものを日記として記録する．食品名と重量（容量）が記録の中心．	短期間の食事を評価するには比較的正確．	数日間が限度．対象者の高い協力度と食事に対する知識が必要．データ入力・解析に時間と労力がかかる．
食事思い出し法	食べた物を思い出す．食品名と重量（容量）が思い出しの中心．		通常，24時間が限度．調査者（聞き取り者）に特別の技術が必要．データ入力・解析に時間と労力がかかる．
食物摂取頻度法（食物摂取頻度調査票，食事歴質問票を用いる方法）	質問票の食品リストから，一定期間に食べた食品の頻度を思い出す．通常は正確な記憶に頼るのではなく，漠然とした習慣に頼る．思い出すべき食品はあらかじめ限定されている．食行動に関連した習慣に関しても情報を収集する場合がある．	比較的長期間の食習慣がわかる．摂取重量（容量）の相対的な比較に適する．アセスメントとデータ処理が比較的に容易．	一般的に摂取重量（容量）の絶対値の把握には適さない．妥当性の検討が必要である．質問票と解析プログラムの開発がむずかしい．開発研究に多大な時間と労力がかかる．あらかじめリストアップした食品に関する情報しか得られない．ある集団を目的として開発されたものを食習慣が大きく異なる別の集団に使うのは困難．
生体指標	血液，尿，爪，毛髪などの生体試料から得られ，特定の栄養素や食品の摂取量を反映する物質のこと．	客観的に測定できる．食品成分表が不要．	生体指標が存在する栄養素が限られている．試料の収集・保存・測定などに特殊技術が必要．

C 身体活動測定法

*19*章-2　運動疫学

A　身体活動，運動，生活活動（physical activity, exercise, lifestyle activity）

　身体活動は運動よりも広い概念であり，「骨格筋の活動により安静時よりもエネルギー消費が高まるすべての身体動作」と定義される．一方，運動は「健康や体力の保持増進，楽しみを目的とした意図的，計画的，継続的な身体活動」と定義される．「健康づくりのための身体活動基準2013」では，運動ではない労働，家事，通勤・通学などの身体活動全般を「生活活動」と呼んでいる．

B　推奨される身体活動量（recommended level of physical activity）

　身体不活動は世界で第4位，わが国で第3位の死亡リスクである．ここでの身体不活動は「種々の身体活動指針で推奨されているような身体活動量を満たしていないこと」と定義される．推奨される身体活動量とは，WHOの指針に基づけば，週150分以上の中強度以上の身体活動または週75分以上の高強度の身体活動であり，これを反映する3メッツ以上の中高強度身体活動時間（moderate-to-vigorous physical activity：MVPA）が評価指標としてよく用いられる．わが国の「健康づくりのための身体活動基準2013」では，18〜64歳の身体活動基準として，MVPAを23メッツ・時/週行うこと，具体的には，歩行またはそれと同等以上の強度の身体活動を毎日60分行うことが推奨されている．また，わが国の国民健康・栄養調査では，1回30分以上の運動を週2回以上実施し，1年以上継続している者を「運動習慣あり」と定義している．

C　身体活動測定法（methods of measuring physical activity）

*1.*質問紙法（physical activity questionnaire）

　自記式，インタビュー形式，電話形式などで用いられる質問紙法は，安価で対象者や調査者の負担が少なく，場面別（移動/仕事/余暇など）・種類別（スポーツ種目など）の身体活動が把握できる．測定期間についても，数時間から1年まで幅広く設定することができる．短所として，信頼性・妥当性については必ずしも高くなく，思い出しバイアスや報告バイアスが混入しやすいことが知られている．わが国の主要なコホート研究では種々の質問紙が用いられており，国際的には，国際標準化身体活動質問票（International Physical Activity Questionnaire：IPAQ）（http://sites.google.com/site/theipaq/scoring-protocol）や世界標準化身体活動質問票（Global Physical Activity Questionnaire：GPAQ）（http://www.who.int/chp/steps/resources/GPAQ_Analysis_Guide.pdf）が広く用いられている（いずれのURLも最終アクセスは2018年8月2日）．

2. 活動記録法 (physical activity record)

活動記録法は，1〜15分単位の目盛が記載された記録用紙に，1日の活動内容を記入する手法である．各活動内容に対して，運動強度を表すメッツを割り当て，各活動あるいは1日のエネルギー消費量を推定する．活動記録法は安価で信頼性・妥当性も良好で，場面別・種類別の身体活動が測定できるが，対象者が記録する負担や調査者が解析する負担が大きく，測定期間は数時間から数日が限度となる．

3. 二重標識水法 (doubly labeled water method)

1日の総エネルギー消費量を測定する信頼性・妥当性の高い基準法は，二重標識水法である．二重標識水とは，酸素と水素の安定同位体を一定量含んだ水であり，摂取から2週間ほど後に尿または唾液を複数回採取し分析することで，酸素と水素の体内での減衰率の違いから，二酸化炭素排出量と酸素摂取量を求め，エネルギー消費量を推定することができる．短所として，測定に必要な機器や検査がきわめて高額で，専門的な知識と技術が必要であり，測定期間中の身体活動の種類や頻度，強度などの情報は取得できない．

4. 加速度計・歩数計 (accelerometer, pedometer)

加速度センサーを内蔵した腰や腕に装着するタイプの活動量計や歩数計が，数多くの疫学研究で利用されている．長所として，二重標識水法と比べれば安価であり，数ヵ月間の活動を評価することも可能である．短所として，信頼性・妥当性には機種間差があり，機種間の互換性も高いとはいえず，身体活動が生じた場面や種類についても把握ができない．

B 分子疫学研究で用いられる研究デザイン，分子マーカー

19章-3　分子疫学

A 概　要

　　分子疫学（molecular epidemiology）は，古くは特定の家系に集積して発生する疾病と，その背景にある遺伝的要因の関係を検討する遺伝疫学（genetic epidemiology）という学問分野として始まった．その後，遺伝的要因のみならず，環境要因との間の遺伝子環境要因交互作用（gene-environment interaction）の検討を通じて，疾病発生の分子メカニズム，病態生理のつなげる学問分野へと発展した．現在では，従来の疫学的要因に加えて，ゲノム，エピゲノム，蛋白質などのバイオマーカーを網羅的に取り扱う統合的な疫学研究分野と捉えられている．

　　分子疫学研究を通じて，生物学的妥当性を含む因果を考えるうえで必要なエビデンスを得ることができる．特にがん領域の疫学研究では，一塩基多型（single nucleotide polymorphisms：SNPs）（DNA 配列で，標準的な配列と比べ，1 つの塩基配列だけが異なり多様性が生じていること）を含む分子生物学的なマーカーを，要因・中間因子・アウトカムとして検討することで，いわゆる「発がん過程」を疫学的に解明するアプローチがなされてきた．

B 分子疫学研究で用いられる研究デザイン，分子マーカー

1. 研究デザイン

　　分子疫学研究では，症例対照研究デザインを用いることが多かった．これは SNPs が生涯不変である特性に基づき，通常の症例対照研究で問題となる情報バイアスの可能性が低いことによる．現在，研究デザインは症例対照研究に限らずコホート研究，横断研究などに広がっている．

2. 分子マーカー

　　後述するような分子マーカーが用いられている．測定技術の向上により，1 回の測定により単一の指標ではなく，大量の指標を次世代シーケンサー（DNA の塩基配列を分析する装置）などにより測定できることが従来の疫学研究とは異なる点である．

- **遺伝子配列**：現在では，SNPs に留まらず，次世代シーケンサーなどで全ゲノム配列（遺伝情報の全体，全 DNA 配列のこと），全エクソーム（DNA 配列のうち，蛋白質合成情報をもつ配列全体のこと）配列（whole genome/exome sequencing）まで検討対象となっている．
- **エピゲノム**：遺伝子のメチル化，ヒストンの修飾などの，DNA 配列以外のゲノム上の遺伝子の働きをコントロールする化学修飾が対象となっている．
- **蛋白質**：血中の蛋白質の種類，量

159

- **代謝物質**：生体内で酵素などの代謝活動によって作り出された代謝物

3. 解析上の注意点

　分子疫学研究に特異的な解析上の問題点としては，検討対象となる分子マーカーが膨大なため，多重比較を考慮した解析をする必要がある点である．各分子マーカーの有意水準（統計的仮説検定を行う場合に，帰無仮説を棄却するかどうかを判定する基準．5％がよく使用されている）は，ボンフェローニ法（Bonferroni method）などの多重比較法により補正して設定する．その他の解析，解釈上の利点・欠点に関しては，実施する研究デザインに由来するものであり，説明は当該章を参考にされたい．

C　倫理的配慮

　倫理面では，特にSNPsのような生殖細胞系遺伝子の個人的差異を研究対象にするため，収集する資料・試料の取り扱いに関して，インフォームド・コンセントに注意を払う必要がある．平成29（2017）年度に施行された「改正個人情報保護法」では，「互いに独立な40箇所以上のSNP」に関しては，個人情報そのものとして取り扱うことになっている点に注意が必要である．

D　研究の大規模化

　分子疫学で検討されるSNPsの疾病に対する相対危険やオッズ比が小さいこともあり，研究の大規模化が進んでいるのも分子疫学研究の特徴である．国際コンソーシアムによる超大規模研究が世界中で実施されている．

E　分子疫学研究の例

例1）飲酒と食道がんリスクに関する症例対照研究

　飲酒と食道がんリスクの関連を食道がん症例，非がん対照者による症例対照研究にて検討した．アルデヒド脱水素酵素2（ALDH2）遺伝子上のSNPで，アセトアルデヒド活性に大きく影響を与えられることが知られるrs671遺伝子多型の遺伝子型で層別解析を行ったところ，活性が低いが飲酒ができるヘテロ型の人において，アルコールの影響がより強くなる遺伝子環境要因交互作用を認めた．アセトアルデヒド代謝が弱い人において，アセトアルデヒドのもととなるアルコールを含む飲料摂取の影響が強くなっていることから，アセトアルデヒドが食道発がんに強く影響を与える物質であることが示された．

[Matsuo K et al：Gene-environment interaction between an aldehyde dehydrogenase-2（ALDH2）polymorphism and alcohol consumption for the risk of esophageal cancer. Carcinogenesis **22**；913-916, 2001]

例2）乳がんリスク関連遺伝子領域特定のための症例対照研究

乳がんリスク関連遺伝子領域を特定するため，乳がん症例数13万人，対照数12万人の症例対照研究による，全ゲノム関連解析（genome-wide association study：GWAS）を行った．検討するSNPs数が100万個のため，多重比較を考慮し，有意水準を 0.05÷1,000,000＝0.00000005 とした．既報の102遺伝子領域に加え，新たに65個のリスク関連遺伝子座を見つけた．

（Michailidou K et al：Association analysis identifies 65 new breast cancer risk loci. Nature **551**：92-94, 2017）

19章-4 感染症疫学

A 感染症の予防

　感染症の発生に必要な3つの条件は「病原体（感染源）」，「感染経路」，「宿主」であり，「感染症の3要素」という．これらのうち1つでも予防することができれば，感染は成立しない．各要素に対する対策の例を下記に示す．

> 1. **病原体（感染源）対策**：消毒，隔離など
> 2. **感染経路対策**：媒介動物の駆除，上下水道の整備，手洗い，マスク着用など
> 3. **宿主対策**：ワクチン接種（能動免疫），免疫グロブリン投与（受動免疫）など

　感染症の予防にあたっては，それぞれの疾病の自然史を理解することも重要である．

　人あるいは動物が病原体に感染すると，病原体が体内で発育・増殖する．その後，発病（病気の兆候・症状が出現）する場合は顕性感染（symptomatic infection），発病しない場合は不顕性感染（asymptomatic infection）という．

　潜伏期間（incubation period）とは，病原体に感染してから発病するまでの期間のことである．また，感染期間（communicable period）とは，感染源としての人あるいは動物が，保有する病原体を直接的・間接的に，他の人に伝播しうる期間のことである．時系列としては，感染→潜伏期間→感染期間の順に経過し，潜伏期間と感染期間は一部重なっている．

B 疫学指標

1. 基本再生産数 (basic reproductive number：R_0)

　1人の感染者が「ある集団」で他の人と接触した場合に生じる，新たな感染者（二次感染者）の平均人数のこと．流行の拡大の程度を表す指標である．なお，ここでいう「ある集団」は，「すべての人が感受性を有する（誰一人として感染防御免疫を有しない）集団」と仮定して指標を算出する．R_0 が1より大きい場合は流行が拡大し，R_0 が1より小さい場合は流行が縮小することを示す．R_0 がちょうど1であれば，流行は拡大も終息もしない．

2. 発病率 (attack rate：AR)

　調査対象集団において，一定の観察期間内（例：流行期間）にある疾病を発病した者の割合のこと．累積罹患率と概念は同じであるが，「観察期間」が非常に短い場合（数ヵ月など）に使用することから，感染症疫学で汎用される疾病頻度の指標である．単位は，累積罹患率と同じく「％」（あるいは「単位なし」）である．

3. **ワクチン有効率**（vaccine efficacy/vaccine effectiveness[脚注1]：VE）

ワクチン非接種者における発病率（AR_{unvac}）とワクチン接種者における発病率（AR_{vac}）から，以下の式で求められる．

$$VE = \left(\frac{AR_{unvac} - AR_{vac}}{AR_{unvac}}\right) \times 100 \ (\%) = \left(1 - \frac{AR_{vac}}{AR_{unvac}}\right) \times 100 \ (\%) = （1-相対危険）\times 100 \ (\%)$$

すなわち，ワクチン有効率とは，「非接種者の発病率（AR_{unvac}）を基準とした場合，接種者の発病率（AR_{vac}）が相対的に何％減少したか」「非接種者と比較して，接種者の発病リスクが相対的に何％減少したか」を示す．さらに言い換えるなら，「ワクチンを接種せず発病した者のうち，何％がワクチン接種によって発病を予防できたか」ともいえる．

上記式が示すとおり，ワクチン有効率は相対危険と相補的な関係にある．また，疫学指標で言うところの予防割合（予防分画 prevented fraction）に該当する．寄与危険割合（寄与危険分画 attributable fraction）と一見似ているが，曝露（この場合はワクチン接種）によって疾病が予防できる状況で使用することから，基準となる疾病頻度が「非曝露群」のものである点が異なる．

たとえば，「インフルエンザ発病防止に対するワクチン有効率70％」は，下記の状況が相当する[脚注2]．

> ワクチン非接種者100人のうち，20人がインフルエンザを発病：発病率20％
> ワクチン接種者200人のうち，12人がインフルエンザを発病：発病率6％
>   ↓
> ワクチン有効率＝｛(20-6)/20｝×100 (％) = (1−0.3) ×100 = 70％

解釈は以下のとおりである．
- 非接種者の発病率を基準とした場合，接種者の発病率が相対的に70％減少した．
- 非接種者と比較して，接種者の発病リスクが相対的に70％減少した
- ワクチンを接種せず発病した20人のうち，70％（14人）は，ワクチンを接種していれば発病を予防できた

[脚注1] efficacy は介入研究（RCTなど）で得られた有効率，effectiveness は観察研究で得られた有効率を示す．日本語では，いずれも「有効率」と訳してよい．
[脚注2] ワクチン有効率70％は，「100人にワクチンを接種したら70人が発病しなかった」ではない．「非接種者」と「接種者」を比較してはじめて得られる指標である．

19章-5 社会疫学

A 定 義

　社会疫学（social epidemiology）は，「健康状態の社会的な分布および健康の社会的決定要因を研究する疫学の一分野」と定義される．つまり，社会疫学は健康に影響する曝露要因として社会経済的地位，社会的ネットワーク，都市計画や健康政策などの社会的決定要因に注目し，どのように介入すべきかを検討する学問である．

　健康の社会的決定要因とは，人間の疾病が遺伝子や代謝産物，栄養素などのミクロレベルが"原因"だとするならば，その"原因の原因"ともいえる．社会的要因となる人間関係レベル，マクロレベルは何か，という形で疾病要因の"上流"をたどっていくのが社会疫学の特徴である．

B 社会経済的地位の測定

　社会疫学では，社会経済的地位を所得や教育歴，職業で測定することが多い．所得は税込みの世帯年収を質問紙で調査する．値を記入してもらうこともあれば，カテゴリー化した項目を選ばせることもある．教育歴は対象者の最終学歴を中学，高校，短大・専門学校，大学以上のカテゴリーで聞くことが多い．職業については何をリサーチクエスチョンとしているのかによって聞き方が異なるため調査がむずかしいが，社会経済的地位としては実際には大まかにホワイトカラーかブルーカラーかの違いで解析されることが多いため，職業を社会経済的地位の測定に用いる場合はそれがわかるようにするとよい．さらに，主観的な社会的地位［10段階のはしごを示して，「あなたはこのはしごのどこに位置すると思いますか」と質問するマッカーサー尺度（McAuthor Scale）が有名である］によって把握することもある．

C ライフコースアプローチ（life course approach）

　健康の社会的決定要因について，空間的に"横糸"でその"原因の原因"をたどっていくのがミクロからマクロレベルをみる視点だとすれば，時間軸という"縦糸"でその"原因の原因"を探っていく視点もある．それがライフコースアプローチである．

　ライフコースアプローチは，Kuh D らによって「胎児期，幼少期，思春期，青年期およびその後の成人期における物理的・社会的曝露による成人疾病リスクへの長期的影響に関する学問」と定義されている．たとえば，子ども期に社会経済的地位の低い家庭に曝露されることで，有害物質への曝露が増え，医療アクセスが悪く治療を受けることができず，虐待などのストレスも多いといったリスクが蓄積されて成人疾患に至る，といった疾病発症の考え方である．

どのような経路で疾患に至るのかについてはさまざまなモデルがあるが，より簡略化したモデルとして3つのモデルを理解するとよい（図1）．

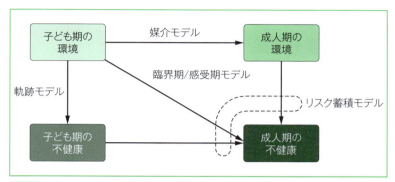

図1 ライフコースでみた社会環境と健康の関係を表したモデル

①臨界期モデル/感受期モデル（critical model/sensitive period model）：胎児期や子ども期の曝露が，その後の将来の健康状態に決定的に影響するというものである．
②リスク蓄積モデル（risk accumulation model）：過去から現在までの曝露によるリスクが次々と蓄積されることで，将来の健康状態に負の影響を及ぼすというものである（図1点線）．
③軌跡モデル/リスク連鎖モデル（trajectory model/chain of risk model）：過去のある時点のリスクが将来の健康に直接影響を与えるリスクを生じさせるというものである．

また，子ども期の社会環境と成人期の社会環境の"移動"がどのような健康影響をもたらすか，というモデル［社会階層移動モデル（social mobility model）］もある．

19章-6 睡眠休養

A 客観的方法（脳波，アクチグラフなど）

　睡眠と覚醒は，体内時計によるサーカディアンリズム（circadian rhythm）と，覚醒時間の長さによって決定されるホメオスターシス（homeostasis）により制御されている．睡眠と覚醒は，終夜ポリグラフ（脳波・眼球運動・筋電位）またはアクチグラフ（活動量）から得られた種々の睡眠に関する変数を用いて，客観的に評価することができる．体内時計によるサーカディアンリズムは，直接測定できないが，深部体温，メラトニン，各種ホルモンの測定値により間接的に観測することができる．睡眠日誌（所定の様式に睡眠・覚醒時刻を含む生活リズムを記録）も併用される．いずれの方法も測定と記録は前向きに行われ，数日から1ヵ月程度の観察期間が必要である．

B 標準化された心理測定学的方法（自記式質問票など）

　睡眠の量と質，睡眠・覚醒リズム，種々の睡眠問題に関する現象について，標準化された心理測定学的方法（自記式質問票など）を用いて，測定・評価することができる．いずれも自己申告による後向き調査（たとえば，過去1ヵ月間）の測定値であり，前述の客観的方法との妥当性などの心理測定学的検証が必要である．一方，利点として，全体的な睡眠の質や満足感といった睡眠休養に関する主観的評価が可能であること，調査時間が短く簡便であるので被調査者への負担が軽いことなどがあげられる．

　以下に，睡眠休養を測定・評価する代表的な自記式質問票を紹介する．

1. ピッツバーグ睡眠質問票 (Pittsburgh Sleep Quality Index：PSQI)

　PSQIは，Buysse DJらによって開発された睡眠・不眠に関する標準化された自記式質問紙で，不眠の症状に加え，睡眠の質，日中の機能障害，服薬状況，その他の睡眠障害など多彩な睡眠障害を網羅的に評価することができ，国内外の数多くの疫学研究・臨床研究で使用されている．睡眠障害国際分類（ICSD-2やICSD-3）の診断基準とも対応している．18の質問項目は，睡眠の質，睡眠時間，入眠時間，睡眠効率，睡眠困難，睡眠薬使用，日中の眠気などによる日常生活への支障といった7つの要素から構成され，各構成要素の得点（0～3点）を合計して総得点（0～21点）を算出する．得点が高いほど重症であると判定する．不眠症とされるカットオフポイントは6点である．

2. アテネ不眠尺度 (Athens Insomnia Scale：AIS)

　AISは，不眠による睡眠問題を定量化するためにSoldatos CRらによって開発された自記式質問紙であり，ICD-10の診断基準に基づいている．この尺度は，不眠の症状を評価する前半の5項目（寝付き，夜間中途覚醒，早朝覚醒，総睡眠時間，全体的な睡眠の質）

と，日中の機能状態を評価する後半の 3 項目（日中の満足感，日中の身体的および精神的な活動，日中の眠気）の計 8 項目から構成されている．各項目は，過去 1 ヵ月間に週 3 回以上の症状や経験を有したものについて，0〜3 点のリッカートスケール（Likert Scale）で測定される．得点が高いほど重症であると判定する．合計総得点は 0〜24 点の範囲となり，不眠症とされるカットオフポイントは 6 点である．

19章-7 メンタルヘルス

A 測定方法

メンタルヘルスの測定は，主に下記に示すような質問紙が用いられている．

1. 日本語版気分・不安障害調査票 (six-question scales：K6)

アメリカの Kessler RC らによって，うつ病・不安障害などの精神疾患のスクリーニングを目的として開発され，一般住民を対象とした調査で心理的ストレスを含む何らかの精神的な問題の程度を表す指標として広く利用されてきた．6 項目から構成され，6 つの設問の合計値（合計 24）が高いほど精神健康に問題がある可能性が高くなり，合計値 13 点以上では重症精神障害の診断に該当する可能性が高いとされ，7〜12 点では，軽度精神障害の可能性ありとされている

2. うつ病 (抑うつ状態) 自己評価尺度 [The Center for Epidemiologic Studies Depression Scale：CES-D（セスデー）]

一般人におけるうつ病の発見を目的として，アメリカ国立精神衛生研究所（National Institute of Mental Health：NIMH）により開発された自己評価用のうつ評価尺度で，正常対照群と気分障害群のどちらかに判定する尺度である．質問数は 20 と少なく 5 分程度で終わり，うつの診断精度は 90% くらいであることが報告されている．

3. 老年期うつ病評価尺度 (Geriatric Depression Scale：GDS)

うつ症状のスクリーニング検査で，主に高齢者を対象とした尺度である．長所として，簡単に行うことができ，特に専門知識もいらないため場所や検査をする人が限定的ではなく "誰でも，どこでも行える" という点があげられる．

4. うつ性自己評価尺度 (Self-rating Depression Scale：SDS)

1965 年，アメリカのデューク医科大学精神科教授，Zung WW によって作成された自己評価尺度でうつ症状を簡便にかつ定量的に評価することを狙いとし，短時間で実施することができる検査である．

長所として，質問数も 20 項目と少なく，うつ状態で何をするにも意欲的に取り組みにくい被験者にも負担が少なく簡単に実施することができる．短所として，基本的に自己評価で行っていく検査のため，自分で解答用紙に記入する or 選択肢を選ぶという能力がないと成立せず，重度の意識障害やコミュニケーション障害を有する者は適応外となる．

5. ベックうつ病調査表 (Beck Depression Inventory：BDI)

日本版 BDI-II（ベック抑うつ質問票 Beck Depression Inventory-Second Edition）は，DSM-IVの診断基準に沿って作成され，過去2週間の状態についての21項目の質問によって抑うつ症状の重症度を短時間で評価することができる検査である．定期的に行うことで，被験者の気分の傾向を数値の変化として客観的にみることができる．自己記入のみならず，被験者が視覚障害や注意散漫の場合は検者が口頭で読み上げての検査が可能である．

6. 東邦大式 SRQ-D (Self-Rating Questionnaire For Depression)

軽症のうつ病を発見するための簡単な検査である．SRQ-Dはうつ病の診断に使用というよりは，あくまで目安として使用されることが特徴である．長所として，質問項目に答えていくことで自分の心の状態を客観的に把握することができ，一早く心の不調を発見し対処につなげることができる．

B 質問紙を用いたメンタルヘルス測定検査法共通の長所・短所

質問紙を用いた検査共通の長所として，自分自身で行うことができることである．

一方，短所として被験者の心理に踏み込むような内容なため，被験者に不快感を与える可能性があり，事前に検査の目的や理由についてしっかりと説明を行い，導入の仕方やフォロー，被験者の状態や実施のタイミングといった点に注意する必要がある．

*19*章-8　嗜癖・依存

1. 飲酒行動

　「標準的な健診・保健指導プログラム（改訂版）」（平成25年4月厚生労働省健康局）には，減酒のための介入プログラムが追加され，アルコール使用障害同定テスト（Alcohol Use Disorders Identification Test：AUDIT）がスクリーニングテストとして用いられている．アルコール摂取の頻度，摂取量に加え，依存症の概念に基づいた合計10の質問からなる（40点満点）．7点以下は問題なし，8〜14点は問題飲酒があり減酒支援の必要あり，15点以上がアルコール依存症の可能性ありと判定される．諸外国では，8〜15点に減酒アドバイス，16〜19点に簡易減酒介入，20点以上に専門医への紹介としている．

　飲酒行動調査では，飲酒頻度，飲酒日の飲む酒の種類と量を尋ねる．「健康日本21（第二次）」は，生活習慣病のリスクを高める飲酒を，1日当たり飲酒量，純アルコール換算で男性40g以上，女性20g以上と定義している．機会大量飲酒（ビンジ飲酒）には，heavy episodic drink（この30日間に1回以上純アルコール60g以上を飲んだ）という定義がある．

2. 喫煙行動

　ニコチン依存は，ファーガストロームのニコチン依存度指数（Fagerstrom Test for Nicotine Dependence：FTND），たばこ依存度スクリーニング（Tobacco Dependence Screener：TDS）などで判定する．FTNDは，6項目（10点満点）からなるテストである．0〜3点が低度，4〜6点が中等度，7〜10点が高度依存と判定する．TDSはICD-10に準拠させ，わが国で開発されたテストで，10項目（10点満点）からなり，5点以上をニコチン依存と判定する．TDSは，禁煙治療保険診療をする際の判定ツールとなっている．

3. 薬物使用

　大麻，コカイン，ヘロインなど違法薬物に加え，処方薬や危険ドラッグも含めた薬物使用を調べる尺度には，WHO STEPS Instrument（The WHO STEP wise approach to noncommunicable disease risk factor surveillance）の drug use のセクションがある．臨床現場で薬物依存をスクリーニングする尺度には，CIDI-SAM（Substance Abuse Module of the Composite International Diagnostic Interview），CAGE-AID（CAGE-Adapted to Include Drugs），ASSIST（The Alcohol, Smoking and Substance Involvement Screening Test）がある．

4. インターネット嗜癖（依存）

　インターネット・ゲーム嗜癖について，疾病単位として認められる方向にある．依存症の概念を応用したいくつかのスクリーニングテストが提唱されているが，信頼性・妥当性が検証されていない．インターネット依存度テスト（Internet Addiction Test：IAT）は，

20 項目の質問からなるテストである（100 点満点）．20〜39 点は，平均的なユーザー，40〜69 点は問題あり，70〜100 点は，重大な問題，と判定する．韓国で開発されたインターネット依存自己評価スケール（K-スケール），8 項目からなる若者のインターネット依存診断スケール（Diagnostic Questionnaire：DQ）（5 項目以上該当で病的使用），欧米で用いられる 14 項目からなる CIUS（Compulsive Internet Use Scale）などもある．

5. 病的ギャンブル

スクリーニングにサウスオークス・ギャンブリングスクリーン（The South Oaks Gambling Screen：SOGS）が用いられることが多い．12 項目（20 点満点）の質問の回答から算出した点数が 5 点以上の場合にギャンブル依存症の疑いありとされる．しかしながら，信頼性・妥当性検証がなされておらず，わが国に適した方法なのか，カットオフポイントなのかは，課題が残る．

19章-9 生活・人生

　人間の生活機能や心理的充足を含む生活の質の評価は，外部からの観察がむずかしく，評価には困難が伴う．困難さの一因は，血液検査や画像診断のように，客観的な指標を用いて可視化しにくいこと，複数の要素から成り立つ複合的な対象を一つの物差しで測定しようとすることなどにあると考えられる．疫学調査において，生活機能や心理状態を客観的に評価する手段の一つとして，妥当性が担保された尺度を使用する方法がある．現状では，疫学領域のみで十分に妥当性の高い指標開発の担保はむずかしく，心理学や社会学などの他領域の研究蓄積を活用する領域横断的な研究が必須である．

A　生活機能を評価する指標

　「健康とは，身体的，精神的，社会的によい状態であることを意味し，単に疾病がない状態を指すわけではない」とする WHO の健康の定義を考えると，疫学研究のアウトカムとして，疾病の発症や死亡以外に，生活機能や人生・生活の質を評価することも重要になる．たとえば，ADL（activity of daily living）または BADL（basic activity of daily living），IADL（instrumental activity of daily living）は，日常生活機能の自立度を示す指標として使用される．食事・排泄・移動・更衣・整容・入浴など，基本的な日常生活を営むうえで必要な基本的動作を「日常生活動作（ADL）」と呼び，ADL よりも複雑で高次な行為や動作（例：買い物・料理・金銭管理など）を総称して，「手段的日常生活動作（IADL）」と呼ぶ．ADL の評価指標として，バーセルインデックス（Barthel Index：BI）（改訂版）（Wade DT et al, 1992）や機能的自立度評価表（Functional Independence Measure：FIM）（Granger CV, 1983）などが，IADL の評価指標として，老研式活動能力指標（古谷野亘，1987）や Lawton MP（1969）らの IADL 尺度が知られている．FIM や改訂版 BI は，リハビリテーション分野などにおいてもよく使用されており，いわゆる"できる"ADL を評価する BI に対して，FIM は現在"している"ADL を評価する指標といえる．また認知面の機能評価として，MMSE（Mini Mental State Examination, 1975），MoCA（Montreal Cognitive Assessment, 1996），Mini-Cog，長谷川式活動能力指標（1974）などが用いられる．

B　生活の質を評価する指標

1. QOL

　quality of life（QOL）の評価尺度には，身体的な健康状態に心理的・精神的な健康状態を含んだ包括的な尺度と，疾病や治療特異的な健康関連 QOL の評価を行うための尺度がある．たとえば，SF-36®（MOS Short-Form 36-Item Health Survey, 1993）は，未病者を含めた包括的な健康評価尺度として，身体機能，社会生活機能，日常役割機能（身体・精

神），心の健康，体の痛み，全体的健康観，活力の 8 領域を構成概念とする．SF-36® は，1980 年代に医療評価研究（Medical Outcome Study：MOS）の一部として開発され，現在世界 30 ヵ国以上で妥当性検討が行われ，国際比較も可能である．SF-12® は「身体的健康」（PCS）と「精神的健康」（MCS）の 12 項目で心身の健康度を算出する．包括的な QOL 尺度として，EuroQoL（EQ-5D）(1990)，WHO QOL26 尺度（1995）など，日本語版の妥当性が確認された指標も多い．一方，MQoL-HIV など特定の疾病や対象者に関連する QOL 尺度についても，多くの指標が開発されている．

2. 生活満足度・幸福度

PGC モラルスケール（Philadelphia Geriatric Center Morale Scale）などの主観的な充足感や幸福感を測る尺度は，特に高齢者分野において開発が進んできた．たとえば生活の質に関する満足度指標では，Neugarten BL（1961）らが最初に開発した生活満足度尺度（LSI-A, B, K, Z など）や，Diener E（1985）らが開発した Satisfaction with Life Scale（SWLS）がある．一方，幸福度の測り方は多様で，人生全体への総合的な満足度を単一項目で，0〜10 の 11 段階で評価する方法もある．また，Lyff C（2005）らが提案したPsychological Well-Being Scale では，6 領域（self-acceptance, personal growth, purpose in life, environmental mastery, autonomy, positive relations with other）を設定し，42（54 or 84）項目の総合点で評価する方法もある．当該尺度は，複合的に個人の主観的幸福度を評価できるが，項目数の多い心理的尺度の使用は，被験者の時間的負担も大きく，大規模なコホート研究などではむずかしい場合が多い．

索 引

和 文

■あ
アテネ不眠尺度（AIS） 166
アルコール使用障害同定テスト
　　（AUDIT） 170

■い
医学中央雑誌 109
依存 170
一塩基多型（SNPs） 159
一元配置分散分析 121
一次情報 101, 109
一致法 44
遺伝疫学 159
遺伝子環境要因交互作用 159
遺伝情報 147
医薬品の臨床試験の実施の基準に関
　　する省令 12
医療評価研究（MOS） 173
因果関係 52, 93
　　——の推定 47
因子分析 128
インターネット嗜癖（依存） 170
インターネット調査 103
院内がん登録 137
インフォームド・アセント 150
インフォームド・コンセント（IC）
　　68, 141, 147

■う
ウィルコクソン二標本検定 117
後向きコホート研究 62
疑いバイアス 84
うつ性自己評価尺度（SDS） 168
うつ病（抑うつ状態）自己評価尺度
　　（CES-D） 168
運動疫学 157

■え
栄養疫学 155

疫学研究に関する倫理指針 141
疫学調査 9
エビデンスレベル 80
演繹的推理法 43

■お
横断研究 34, 47, 52
オッズ比（OR） 25, 54
オプトアウト 148
思い出しバイアス 84

■か
回帰直線 120
回帰分析 120
回帰補完法 122
カイ二乗（χ^2）検定 117
介入研究 35, 67, 150
拡張マンテル検定 121
陰膳法 156
仮説の検証 59
仮説の設定 36, 43
活動記録法 158
カットオフポイント 98
カプランマイヤー法 127
簡易生命表 130
観察研究 34
患者調査 135
がん診療連携拠点病院 137
間接法 21
感染期間 162
感染症疫学 162
感染症の三要素 162
完全生命表 130
完全データ分析 121
完全にランダムな欠損（MCAR）
　　121
観測データに依存する欠損（MAR）
　　121
がん登録 137
がん登録等の推進に関する法律
　　137

関連の一致性 93
関連の時間性 93
関連の強さ 93

■き
幾何平均 113
危険曝露人口 14, 30, 62
記述疫学 39
記述回答 104
基準人口 19
軌跡モデル/リスク連鎖モデル 165
喫煙行動 170
機能的自立度評価表（FIM） 172
帰納的推理法 43
基本再生産数（R_0） 162
帰無仮説 116
記名式 102
客観的情報 101
95%信頼区間 115
共分散分析 126
寄与危険（AR） 23, 62
寄与危険割合（AF） 24
　　集団—— 24
　　人口—— 24
曲線下面積（AUC） 98

■く
偶然誤差 34, 83
区間推定 115
クラスターランダム化比較試験 69

■け
傾向スコア 72
系統誤差 34, 83
系統抽出法 32
欠損値 121
欠損データに依存する欠損
　　（MNAR） 121
ゲノム情報 147
"原因の原因" 164
研究仮説 10, 80

175

索 引

健康者対照　56
健康寿命　131
「健康日本21」（第二次）　131
健康の社会的決定要因　164
健康労働者バイアス　84
検索範囲　80
検査前確率　99
顕性感染　162
検定　116
　　ウィルコクソン二標本——　117
　　カイ二乗（χ^2）——　117
　　フィッシャーの直接確率——　118
　　マン・ホイットニーの U ——　117
　　ログランク——　127
限定　90

■こ
効果量　82
交互作用　87
幸福度　173
交絡　34, 89
交絡因子　50, 86
国際疾病分類　135
国際病期分類（UICC）　137
国際標準化身体活動質問票（IPAQ）
　　157
国勢調査　133
国保データベース　138
国民健康・栄養調査　134
国民生活基礎調査　135
誤差　34
　　偶然——　34, 83
　　系統——　34, 83
　　申告——　155
　　標準——　82, 115
個人識別情報（個人同定情報）　146
個人情報保護法　143, 160
コホート研究　35, 47, 62
　　後向き——　62
　　前向き——　62
コホート内症例対照研究　65

■さ
最善値/最悪値補完法　122
最頻値　113
サーカディアンリズム　166
削除法　121

サリバン法　131
残差法　156
参照集団　69
散布図　124

■し
死因別死亡割合　21
時間集積性　40
自記式調査　102
自己選択によるバイアス　83
システマティックレビュー　79, 80
自然実験　73
シソーラス　110
悉皆調査　31, 111
疾病及び関連保健問題の国際統計分
　　類（ICD）　135
疾病登録　33, 137
質問紙法　157
質問者バイアス　84
指標変数法　121
四分位数　114
四分表　117
四分偏差　114
嗜癖　170
死亡率　18
社会疫学　164
社会階層移動モデル　165
社会経済的地位　164
重回帰分析　124
集合調査　103
従属変数　120
集団寄与危険割合　24
住民基本台帳　133
主観的情報　101
受信者動作特性（ROC）曲線　98
手段的日常生活動作（IADL）　172
出版バイアス　82
守秘義務　145
順位相関係数　120
準実験デザイン　72
順序尺度　111
情報管理　146
情報収集　59, 101, 146
情報セキュリティ　108
情報バイアス　61, 65, 84
情報破棄　146
症例群　54

症例対照研究　35, 47, 54
症例の選定　55
除外基準　80
食事アセスメント（食事調査）　155
食事思い出し法　156
食事記録法　156
食事歴質問票　156
食物摂取頻度法　156
人口寄与危険割合（PAF）　24
人口静態統計　133
人口動態統計　33, 134
申告誤差　155
身体活動　157
身体不活動　157
診断基準　33
診断方法　33
人-年法　63
信頼性　33
心理測定学的方法　166
診療ガイドライン　137

■す
睡眠休養　166
睡眠障害国際分類　166
スクリーニング　33, 95
　　——の妥当性　98
ステップワイズ法　126
スピアマンの順位相関係数　120

■せ
生活活動　157
生活満足度　173
正規分布　111, 112
生存数曲線　129
生存分析　127
生態学的研究　34, 47, 50
生態学的錯誤　50
生体指標　156
生物学的妥当性　93
生命表　130
　　簡易——　130
　　完全——　130
　　多相——　131
生命表関数　130
世界標準化身体活動質問票（GPAQ）
　　157
絶対リスク減少（ARR）　70

176

索　引

切片　120
説明変数　120
全国がん登録　137
前後比較デザイン　72
全数調査　31
選択回答　104
選択バイアス　61, 65, 83
潜伏期間　162

■そ
相違法　44
層化抽出法　32
相関係数　119
相関研究　50
臓器がん登録　137
想起バイアス　84
操作変数（IV）　73
相対改善度　73
相対危険（RR）　23, 62
相対頻度　21
相対リスク減少（RRR）　70
層別解析　90
測定バイアス　84
粗死亡率　18

■た
第一種の過誤　118
対照群　54
対照の選定　56
対数正規分布　112
代諾　149
第二種の過誤　118
代表性　64
代表値　113
対立仮説　116
他記式調査　103
多重共線性　125
多重比較法　160
多重補完法　122
多重ロジスティック回帰分析　126
多相生命表　131
多段抽出法　32
脱落によるバイアス　84
妥当性　33
たばこ依存度スクリーニング
　（TDS）　170
多変量解析　90

単純無作為抽出　32

■ち
地域介入試験　35, 68
地域集積性　39
治験　11
致死率　18
致命率　18
中央値　113
中間（媒介）因子　89
中高強度身体活動時間（MVPA）
　157
直接法　21
地理情報システム（GIS）　128

■つ
追跡偏り　14
追跡不能者　65

■て
定常人口　130
データの電子化　107
データベース　107
点推定　115
電話調査　103

■と
統計ソフト　128
同時変化法　45
統制語　110
東邦大式 SRQ-D（Self-Rating
　Questionnaire For Depression）
　169
特異度　96
独立変数　120
留め置き調査　102
トレイドオフ関係　98

■に
2×2 分割表　117
二元配置分散分析　126
二次情報　101, 109
二次データ　140
二重標識水法　158
二重ブラインド法（二重盲検法）
　71
日常生活動作（ADL）　172

2 値変数　111
日間変動　155
日本語版気分・不安障害調査票
　（K6）　168
ニュルンベルク綱領　141

■ね
年齢調整死亡率　19

■は
バイアス　34, 83
　疑い——　84
　思い出し——　84
　健康労働者——　84
　自己選択による——　83
　質問者——　84
　出版——　82
　情報——　61, 65, 84
　選択——　61, 65, 83
　想起——　84
　測定——　84
　脱落による——　84
　リードタイム——　85
　レングス（タイム）——　85
曝露群　62
発病率　162
バラつき　34
範囲　114

■ひ
比　13
ピアソンの積率相関係数　119
非一様性　81
ヒストグラム　111, 122
ピッツバーグ睡眠質問票（PSQI）
　166
ヒトゲノム・遺伝子解析研究に関す
　る倫理指針　147
人を対象とする医学系研究に関する
　倫理指針（統合指針）　142
非曝露群　62
非ペアマッチング　58
非無作為化比較試験☞非ランダム化
　比較試験
病院対照　56
標準化　90
標準化死亡比（SMR）　20

索引

標準誤差　82, 116
　平均の――（SEM）　115
標準偏差（SD）　113
病的ギャンブル　171
標本　30, 111
標本抽出　32
標本調査　31, 111
非ランダム化（非無作為化）比較試験（non-RCT）　69, 71
敏感度　96

■ふ
ファンネルプロット　82
フィッシャーの直接確率検定　118
フォレストプロット　81
不顕性感染　162
ブラインド法（盲検法）　69, 71
プール解析　82
プロペンシティスコア　72
文献検索　109
文献検索エンジン　80
分散　113
分散分析　121
分子　29
　――の定義づけ　33
分子疫学　159
分析疫学　47
分母　29
　――の選定方法　30

■へ
ペアマッチング　58
平均寿命　129
平均自立期間　131
平均値　113
平均値/最頻値代入法　122
平均への回帰　72
平均余命　129
併合効果　81
ベックうつ病調査表（BDI）　169
ヘルシンキ宣言　142
偏回帰係数　125
変動係数（CV）　114

■ほ
ポアソン回帰　127
包括基準　80

補完法　122
保健医療情報　107
母集団　30, 111
ホメオスターシス　166
ボンフェローニ法　160

■ま
前向きコホート研究　62
マッチング　58, 90
マンテル・ヘンツェル検定　91, 118
マン・ホイットニーの U 検定　117

■み
密度法　156

■む
無記名式　102
無作為化　90
無作為化比較試験☞ランダム化比較試験
無作為抽出　32, 64, 84
　単純――　32
無作為割り付け　69

■め
名義尺度　111
メタアナリシス　79
面接調査　103
メンタルヘルス　168

■も
目的変数　120

■や
野外試験　35

■ゆ
有意水準　116
有意抽出　32
郵送調査　102
尤度比　99
有病患者　33
有病率　16, 52

■よ
要約統計量　112

■ら
ライフコースアプローチ　164
ランダムエラー　83
ランダム化（無作為化）比較試験（RCT）　35, 69, 79

■り
利益相反（COI）　151
罹患患者　33
罹患率　14
リサーチクエスチョン　11, 80
離散型変数　111
リスク蓄積モデル　165
率　13, 114
リードタイムバイアス　85
利用可能ケース分析　122
量-反応関係　93
臨界期モデル/感受期モデル　165
臨床疫学　4, 10
臨床研究に関する倫理指針　141
臨床研究法　151
臨床試験　35, 68
臨床試験登録　71
倫理審査委員会　152

■る
類似法　45
累積罹患率　15, 73, 162

■れ
レコードリンケージ　107
レセプトデータ　138
レングス（タイム）バイアス　85
連続型変数　111

■ろ
老年期うつ病評価尺度（GDS）　168
ログランク検定　127
ロジャース法　131

■わ
ワクチン有効率（VE）　163
割合　13, 114
ワンストップサービス　136

索　引

欧　文

■A

αエラー　119
absolute risk reduction（ARR）　70
accelerometer　158
activity of daily living（ADL）　172
age-adjusted death rate　19
Alcohol, Smoking and Substance Involvement Screening Test（ASSIST）　170
Alcohol Use Disorders Identification Test（AUDIT）　170
alternative hypothesis　116
analysis of covariance　126
area under the curve（AUC）　98
asymptomatic infection　162
Athens Insomnia Scale（AIS）　166
attack rate　162
attributable fraction（AF）　24
attributable risk（AR）　23, 62
available-case analysis　122

■B

βエラー　119
basic activity of daily living（BADL）　172
basic reproductive number（R_0）　162
basic resident register　133
Beck Depression Inventory（BDI）　169
before-after design　72
best/worst case imputation　122
bias　83
　follow-up ──　14
　healthy worker ──　84
　information ──　65, 84
　interviewer ──　84
　lead time ──　85
　length（time）──　85
　measurement ──　84
　publication ──　82
　recall ──　84
　selection ──　65, 83
　self-selection ──　83
　suspiction ──　84
　withdrawal ──　84

binary variable　111
blind assignment and assessment　71
Bonferroni method　160

■C

CAGE-Adapted to Include Drugs（CAGE-AID）　170
case-control study　35, 54
case-fatality rate　18
census　133
census statistics　133
Center for Epidemiologic Studies Depression Scale（CES-D）　168
circadian rhythm　166
clinical epidemiology　4
clinical trial　35, 68
cluster randomized controlled trial　69
coefficient of variation（CV）　114
cohort study　35, 62
communicable period　162
community intervention trial　35, 68
complete-case analysis　121
Compulsive Internet Use Scale（CIUS）　171
computer-assisted personal interviewing（CAPI）　103
conflict of interest（COI）　151
confounding　89
confounding factor　86
CONSORT Statement　35
continuous variable　111
correlation coefficient　119
correlation study　50
critical/sensitive period model　165
cross-sectional study　34
crude death/mortality rate　18
cumulative morbidity　15, 162

■D

deletion method　121
demographics　133
Diagnostic Questionnaire（DQ）　171
discrete variable　111
disease cluster　39

disease registry　137
double blinding　71
doubly labeled water method　158

■E

ecological fallacy　50
ecological study　34
effect modification　87
effect size　82
e-Stat　136
evidence-based medicine（EBM）　4, 10
exercise　157

■F

factor analysis　128
Fagerstrom Test for Nicotine Dependence（FTND）　170
field trial　35
Fisher's exact test　118
follow-up bias　14
forest plot　81
Functional Independence Measure（FIM）　172
funnel plot　82

■G

gene-environment interaction　159
genetic epidemiology　159
Geographic Information System（GIS）　128
Geriatric Depression Scale（GDS）　168
Global Physical Activity Questionnaire（GPAQ）　157

■H

health insurance claims data　138
healthy life expectancy　131
healthy worker bias　84
healthy worker effect　84
heterogeneity　81
histogram　111
homeostasis　166

■I

imputation　122

179

索 引

incubation period 162
indicator variable method 121
information bias 65, 84
information security 108
informed consent (IC) 68, 141
instrumental activity of daily living (IADL) 172
instrumental variable (IV) 73
intention-to-treat analysis 70
interaction 87
intermediate factor 89
International Physical Activity Questionnaire (IPAQ) 157
International Statistical Classification of Diseases and Related Health Problems (ICD) 135
intervention study 35
interviewer bias 84

■ K

Kaplan-Meier method 127

■ L

lead time bias 85
length (time) bias 85
life course approach 164
life expectancy 129
lifestyle activity 157
life table 130
likelihood ratio 99
listwise deletion 121
logrank test 127

■ M

maltiple logistic regression analysis 126
Mann-Whitney U test 117
Mantel-extension test 121
Mantel-Haenszel test 91
matching 90
mean/mode substitution 122
measurement bias 84
Medical Outcome Study (MOS) 173
meta analysis 79
methods of measuring physical activity 157

missing at random (MAR) 121
missing completely at random (MCAR) 121
missing data 121
missing not at random (MNAR) 121
moderate-to-vigorous physical activity (MVPA) 157
molecular epidemiology 159
morbidity 14
multicollinearity 125
multiple imputation 122
multiple linear repression 124
multi-stage sampling 32
multivariate (multivariable) analysis 90

■ N

national health and nutrition survey 134
natural experiment 73
nested case-control study 65
nominal scale 111
non-pair matching 58
non-randomized controlled trial (non-RCT) 69
normal distribution 112
null hypothesis 116
number needed to treat (NNT) 70

■ O

objective information 101
observational study 34
odds ratio (OR) 25, 54
one arm study 72
ordinal scale 111

■ P

pair matching 58
pairwise deletion 122
patient survey 135
Pearson's product-moment correlation coefficient 119
pedometer 158
per protocol analysis 70
Philadelphia Geriatric Center (PGC) Morale Scale 173
physical activity 157

physical activity questionnaire 157
physical activity record 158
PI (E) CO 11
Pittsburgh Sleep Quality Index (PSQI) 166
Poisson regression 127
pooled analysis 82
population 30
population at risk 14, 30
population attributable fraction (PAF) 24
prevalence 16
primary information 101
propensity score 72
proportion 13, 114
proportional mortality indicator (PMI) 22
proportional mortality rate 21
Psychological Well-Being Scale 173
publication bias 82
PubMed 109
purposive selection method 32
p-value (p 値) 116

■ Q

quality of life (QOL) 172
quasi experimental design 72

■ R

random digit dialing (RDD) 103
random error 83
randomization 90
randomized allocation 69
randomized controlled trial (RCT) 35, 69
random sampling 32, 64, 84
rank correlation coefficient 120
rate 13, 114
ratio 13
recall bias 84
record linkage 107
reference population 69
regression imputation 122
relative risk (RR) 23
relative risk reduction (RRR) 70
reliability 33
research question 11

180

restriction 90

risk accumulation model 165

ROC（receiver operating characteristic）curve 98

Rogers method 131

■ S

sample 30

Satisfaction With Life Scale（SWLS） 173

screening 95

secondary information 101

selection bias 65, 83

Self-rating Depression Scale（SDS） 168

self-selection bias 83

sensitivity 96

servival analysis 127

SF-36®（MOS Short-Form 36-Item Health Survey） 172

simple random sampling 32

single nucleotide polymorphisms （SNPs） 159

six-question scales（K6） 168

social epidemiology 164

social mobility model 165

South Oaks Gambling Screen （SOGS） 171

Spearman's rank correlation coefficient 120

specificity 96

standard deviation（SD） 113

standard error 82

standard error of mean（SEM） 115

standardization 90

standardized mortality ratio（SMR） 20

stepwise method 126

stratified analysis 90

stratified sampling 32

STROBE Statement 35

subjective information 101

Substance Abuse Module of the Composite International Diagnostic Interview（CIDI-SAM） 170

Sullivan method 131

summary effect estimate 81

suspicion bias 84

symptomatic infection 162

systematic error 83

systematic review 79

systematic sampling 32

■ T

time cluster 40

Tobacco Dependence Screener （TDS） 170

trajectory model/chain of risk model 165

t-test（t 検定） 117

two-way analysis of variance 126

■ U

Union International Cancer Control （UICC） 137

■ V

vaccine efficacy/vaccine effectiveness 163

validity 33

variance 113

variance inflation factor（VIF） 126

vital statistics 134

■ W

WHO STEPS Instrument（The WHO STEP wise approach to noncommunicable disease risk factor surveillance） 170

Wilcoxon two-sample test 117

withdrawal bias 84

はじめて学ぶやさしい疫学(改訂第3版)—日本疫学会標準テキスト

2002 年 10 月 10 日　第 1 版第 1 刷発行	監修者	一般社団法人 日本疫学会
2009 年 11 月 10 日　第 1 版第 8 刷発行	発行者	小立鉦彦
2010 年 10 月 15 日　第 2 版第 1 刷発行	発行所	株式会社 南 江 堂
2018 年　2 月 20 日　第 2 版第 8 刷発行	〒113-8410 東京都文京区本郷三丁目 42 番 6 号
2018 年　9 月 15 日　第 3 版第 1 刷発行	☎(出版)03-3811-7236　(営業)03-3811-7239
2020 年　9 月　5 日　第 3 版第 3 刷発行	ホームページ https://www.nankodo.co.jp/
	印刷・製本　真興社
	装丁　渡邊真介

An Introductory Textbook of Epidemiology, 3rd Edition
© Japan Epidemiological Association, 2018

定価は表紙に表示してあります.
落丁・乱丁の場合はお取り替えいたします.
ご意見・お問い合わせはホームページまでお寄せください.

Printed and Bound in Japan
ISBN978-4-524-24399-0

本書の無断複写を禁じます.

|JCOPY| 〈出版者著作権管理機構 委託出版物〉

本書の無断複写は、著作権法上での例外を除き、禁じられています. 複写される場合は、そのつど事前に、
出版者著作権管理機構(TEL 03-5244-5088, FAX 03-5244-5089, e-mail: info@jcopy.or.jp)の許諾
を得てください.

本書をスキャン, デジタルデータ化するなどの複製を無許諾で行う行為は, 著作権法上での限られた例外
(『私的使用のための複製』など) を除き禁じられています. 大学, 病院, 企業などにおいて, 内部的に業
務上使用する目的で上記の行為を行うことは私的使用には該当せず違法です. また私的使用のためであっ
ても, 代行業者等の第三者に依頼して上記の行為を行うことは違法です.